Kochiyil Chacko Jacob
Yashoda Ramdas
Manjunath Puranik

Terapia genética e cancro oral

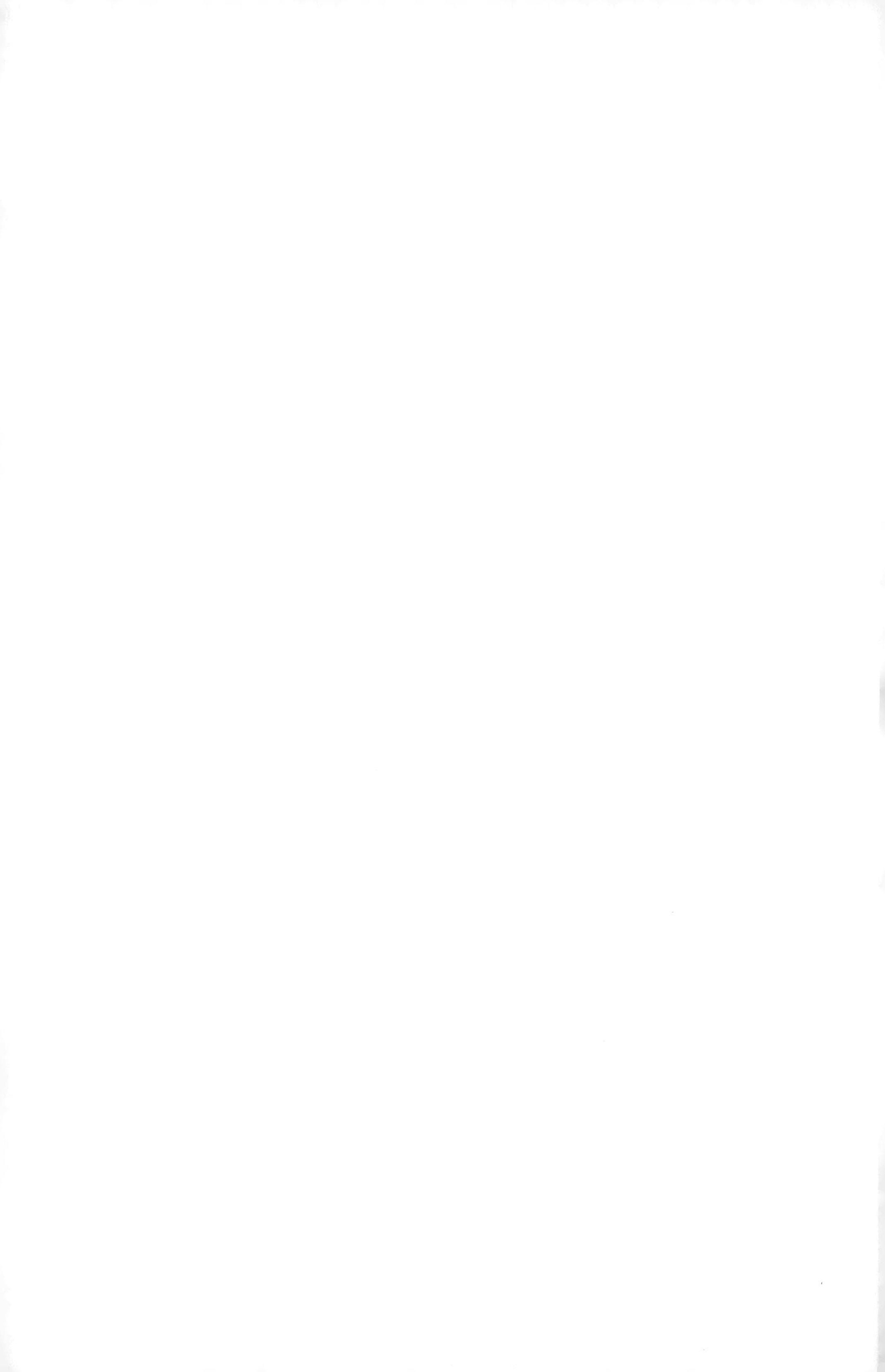

Kochiyil Chacko Jacob
Yashoda Ramdas
Manjunath Puranik

Terapia genética e cancro oral

ScienciaScripts

Imprint

Any brand names and product names mentioned in this book are subject to trademark, brand or patent protection and are trademarks or registered trademarks of their respective holders. The use of brand names, product names, common names, trade names, product descriptions etc. even without a particular marking in this work is in no way to be construed to mean that such names may be regarded as unrestricted in respect of trademark and brand protection legislation and could thus be used by anyone.

Cover image: www.ingimage.com

This book is a translation from the original published under ISBN 978-3-659-83334-2.

Publisher:
Sciencia Scripts
is a trademark of
Dodo Books Indian Ocean Ltd. and OmniScriptum S.R.L publishing group

120 High Road, East Finchley, London, N2 9ED, United Kingdom
Str. Armeneasca 28/1, office 1, Chisinau MD-2012, Republic of Moldova, Europe
Managing Directors: Ieva Konstantinova, Victoria Ursu
info@omniscriptum.com

Printed at: see last page
ISBN: 978-620-8-37220-0

Copyright © Kochiyil Chacko Jacob, Yashoda Ramdas, Manjunath Puranik
Copyright © 2024 Dodo Books Indian Ocean Ltd. and OmniScriptum S.R.L publishing group

ÍNDICE DE CONTEÚDOS

Agradecimentos

Tenho o grande privilégio e o prazer de expressar os meus sinceros e sentidos agradecimentos à minha professora e orientadora, ***Dra. Yashoda R****, Professora Associada, pela sua valiosa e especializada orientação, sugestões e constante encorajamento para a realização deste projeto.*

Estou profundamente grato ao ***Dr. Manjunath P. Puranik****, Professor e Diretor do Departamento, pelo seu apoio e encorajamento constantes durante todo o processo de dissertação na biblioteca.*

Este reconhecimento estaria incompleto sem a menção da ***minha família****, que tem sido uma força, um apoio e um encorajamento tanto a nível moral como emocional e de todas as formas possíveis.*

Agradeço a Deus Todo-Poderoso o facto de me ter dado força e a maravilhosa oportunidade de estudar nesta prestigiada instituição.

Comandante de Cirurgia (D) KC Jacob

ABREVAÇÃO:

AP-1	**Activating Protein-1**
ALDH	**Aldehyde Dehydrogenase**
ADH	**Alcohol Dehydrogenase**
ABCG2	**ATP binding cassette transporter g2**
ATP	**Adenosine Triphosphate**
ALA-PDT	**Aminolevulinic Acid -Photodynamic therapy**
APC	**Adenomatous Polyposis Coli**
Bcl2	**B-cell lymphoma 2**
ChIP	**Chromatin Immunoprecipitation**
cAMP	**Cyclic Adenosine Monophosphate**
CREB	**cAMP Response Element-Binding**
CNVs	**Copy Number Variations**
CI	**Confidence Interval**
CLIC 4	**Chloride intracellular channel 4**
Cdk4	**Cyclin-dependent kinase 4**
DNA	**Deoxyribonucleic acid**
EGFR	**Epidermal Growth Factor Receptor**
ERK	**Extracellular Signal-Regulated Kinases**
ELISA	**Enzyme-Linked Immunosorbent Assay**
FECH	**Ferrochelatase**
FBS	**Fetal Bovine Serum**
Foxp3	**Forkhead box P3**
FGFR	**Fibroblast growth factor receptor**
FGF-2	**Fibroblast growth factor-2**
5-FU	**5-Fluorouracil**
GTP	**Guanosine triphosphate**

GDP	**Guanosine diphosphate**
GM-CSF	**Granulocte Macrophage Colony Stimulating Factor**
GATA-3	**Trans-acting T-cell-specific transcription factor**
HNC	**Head and neck cancer**
HNSCC	**Head and neck squamous cell carcinoma**
HPV	**Human papilloma virus**
HR HPV	**High-Risk Human papilloma virus**
HO- 1	**Heme Oxygenase-1**
HSC	**Human oral squamous cell carcinoma**
IL-2	**Interleukin -2**
ICAM	**Intercellular Adhesion Molecule**
IHC	**Immunohistochemical**
JNK	**Jun Amino-Terminal Kinases**
LD	**Library Dissertation**
MMP	**Matrix Metalloproteinase**
MOI	**Multiplicity of Infection**
mtDNA	**Mitochondrial DNA**
MAPK	**Mitogen-Activated Protein Kinases**
Mdm2	**Mouse double minute 2 homolog**
MLH1	**MutL Homolog 1**
MDR-1	**Multidrug Resistance-1**
mRNA	**Messenger Ribonucleic Acid**
Nrf2	**Nuclear Factor E2–Related Factor 2**
Ni2+	**Nickel ion**
NO	**Nitric Oxide**
OSCC	**Oral squamous cell carcinoma**
OR	**Odds Ratio**
OPL	**Oral premalignant lesion**

POE	**Oral Dysplastic Keratinocyte**
PCR	**Polymerase Chain Reaction**
PDT	**Photodynamic Treatment**
pfu	**Plaque-forming units**
PAR -2	**Protease Activated Receptor 2**
RNAi	**Ribonucleic acid interference**
rvv-IL-2	**Recombinant Vaccinia Virus Expressing Interleukin-2**
RT	**Radiotherapy**
RT-PCR	**Reverse transcription polymerase chain reaction**
Rb1	**Retinoblastoma Protein**
SP	**Specificity Protein**
SCCHN	**Squamous Cell Carcinoma Head And Neck**
SNPs	**Single Nucleotide Polymorphisms**
SCCOP	**Squamous Cell Carcinomas of the Oropharynx**
SCC	**Squamous Cell Carcinoma**
SGOT	**Serum glutamic oxaloacetic transaminase**
scAAV	**Self-complementary recombinant adeno-associated virus**
siRNA	**Small Interfering RNA**
SGPT	**Serum Glutamate-Pyruvate Transaminase**
SOCS	**Suppressor Of Cytokine Signaling**
TSG	**Tumor Suppressor Genes**
Th	**T Helper cell**
TGF	**Transforming growth factor**
TNM	**Tumour Lymph Node Metastasis**
Tregs	**Regulatory T cells**
TSG	**Tumor Suppressor Genes**
TNF-α	**Tumor necrosis factor -α**
UFT	**Uracil with Tegafur**
VEGF	**Vascular Endothelial Growth Factor**
WT1	**Wilms tumor 1**

1. INTRODUÇÃO

O cancro da cabeça e do pescoço (CCP) representa a sexta neoplasia maligna mais comum em todo o mundo.[1] A grande maioria (mais de 90%) são carcinomas de células escamosas. O carcinoma espinocelular da cabeça e do pescoço (CECP), que abrange os locais anatómicos do trato aerodigestivo superior, representa a terceira causa mais comum de morte por cancro em todo o mundo. Para o ano de 2009, foram estimados cerca de 47.000 casos de CECP e 11.000 mortes por esta doença.[2]

Enquanto a incidência de cancro da cabeça e do pescoço se manteve estável em doentes com mais de 40 anos entre 1973-1984 e o período de 1985-1997, os cancros da língua em adultos com menos de 40 anos aumentaram quase 60% durante os mesmos intervalos de tempo. É de salientar que a variação percentual anual estimada ocorreu até 1985, após o que a taxa de incidência deixou de aumentar, mas manteve-se cada vez mais elevada.[3] Este tumor epitelial maligno agressivo está associado a uma morbilidade grave e a uma sobrevivência a longo prazo de <50%, apesar dos avanços no tratamento com cirurgia, radiação e quimioterapia.[2]

A doença do cancro da cabeça e do pescoço pode afetar a saúde geral e a saúde mental, a aparência, o emprego, a vida social e a vida familiar. Também podem ocorrer alterações graves no funcionamento do trato aerodigestivo superior que afectam a qualidade de vida dos doentes. Além disso, a compreensão do desenvolvimento da doença e do seu aparecimento pode ajudar na escolha do tratamento, bem como na análise dos sintomas e/ou na reabilitação, se necessário. Isto, juntamente com uma melhor organização e qualidade dos cuidados, ajuda a identificar aspectos com impacto na sobrevivência dos doentes, o que, por sua vez, ajuda a decidir sobre a eficácia do tratamento através do esclarecimento dos efeitos secundários do tratamento.[2]

O desenvolvimento do CECP é o resultado da interação de factores ambientais e da herança genética, sendo, por conseguinte, multifatorial. Historicamente, está ligado a vários factores de risco comportamentais (ou seja, o tabagismo e/ou o consumo de álcool). O tabagismo e o abuso de álcool são os principais factores de risco para o desenvolvimento desta doença.[2]

O CCEO afecta principalmente os homens que estão expostos a vários factores de risco orais, incluindo o tabagismo, a mastigação de betel quid ou o consumo de álcool. Na maioria dos países do sul da Ásia, cerca de 85% de todos os doentes com carcinoma espinocelular oral (CEC) consomem habitualmente betel quid.[4] O papilomavírus humano (HPV) também é considerado um fator de risco em cerca de 25% da doença.[2] Além disso, os tipos de HPV de alto risco (HPV HR) são factores de risco em cerca de 25% dos CECP, independentemente de outros factores de risco conhecidos, como o álcool e o tabaco.[5]

É considerada uma doença genética adquirida. O modelo genético da carcinogénese em várias etapas descreve o aparecimento de tumores malignos a partir de uma única célula transformada (teoria monoclonal da carcinogénese) e o desenvolvimento subsequente através de fases pré-cancerosas morfológica e clinicamente detectáveis.[6]

A influência da história familiar no desenvolvimento do CECP pode dever-se a agregações familiares que podem indicar que os factores genéticos hereditários desempenham um papel no risco de CECP.[2]

O CCEO primário é tratado por cirurgia com ou sem dissecção do pescoço, ou por cirurgia e radioterapia combinadas. Apesar do carácter radical do tratamento, as recidivas são comuns.[7] Os insucessos do tratamento envolvem principalmente segundos tumores primários em doentes com doença em fase inicial (estádios I e II) e recidiva local e metástases em doentes com doença localmente avançada. A esperança de vida a 5 anos é de cerca de 50% quando existem metástases nos gânglios linfáticos.[2] O CCEO é um tumor agressivo com baixa resposta à quimioterapia e resistência básica à maioria dos medicamentos anticancerígenos padrão.[6] O mau prognóstico do cancro oral não melhorou significativamente nas últimas quatro décadas.[7]

Na maioria dos casos, o cancro oral só pode ser diagnosticado definitivamente depois de se tornar localmente avançado. A capacidade de intervir antes desta fase avançada pode melhorar os resultados do tratamento.[2] Existe uma clara necessidade de novos indicadores de prognóstico, que possam ser utilizados no diagnóstico e, consequentemente, na seleção do método de tratamento mais eficaz.[8]

Cusack e Tanabe, em 1998, propuseram a amplificação dos genes, que é utilizada no tratamento de várias doenças humanas. Existem várias estratégias gerais utilizadas numa abordagem de terapia genética do cancro, incluindo a terapia de adição de genes, a terapia genética do cancro utilizando vírus oncolíticos, a imunoterapia, a terapia genética suicida, o ARN anti-sentido,[9] a terapia genética baseada na interferência do ARN (RNAi). A terapia genética tem potencial para atingir as células cancerosas, poupando as células normais. A aplicação clínica da terapia genética para o tratamento do cancro da cabeça e do pescoço exigirá a otimização da entrega do gene em conjunto com a determinação da eficiência da transfecção.[10]

Assim, a presente Dissertação de Biblioteca (DT) foi realizada para explorar as várias abordagens genéticas do cancro oral com o objetivo de conhecer a base científica das várias modalidades de tratamento envolvidas.

2. VISÃO GERAL

O termo "cancro" deriva da palavra grega para caranguejo. Hipócrates comparou a propagação de um tumor canceroso à forma das garras de um caranguejo. O cancro é uma doença caracterizada por um crescimento incontrolável e indesejado das células do corpo devido à perda dos seus controlos reguladores normais. A maioria dos cancros manifesta-se sob a forma de tumores sólidos. Um tumor canceroso é frequentemente um conjunto de muitas células anómalas, a maioria das quais se divide de forma selvagem. Os tumores cancerosos infiltram-se nos tecidos vizinhos forçando a sua passagem entre as células normais e podem espalhar-se para locais distantes do corpo através de vasos sanguíneos ou linfáticos.[11]

CARACTERÍSTICAS DAS CÉLULAS CANCERÍGENAS

As células cancerosas são diferentes das células normais. O cancro é uma doença que implica alterações dinâmicas na estrutura e na função do genoma celular das células cancerosas. Nas células cancerosas, observam-se as seguintes alterações

1. Proliferação celular sem restrições - As células afectadas por alterações cancerosas perdem o seu controlo habitual sobre o crescimento e a divisão. O crescimento e a divisão desenfreados das células cancerosas prejudicam o funcionamento normal do corpo como um todo, perturbando a atividade metabólica do organismo e causando também efeitos locais pela massa em crescimento.
2. Transformação - As células cancerosas são células transformadas. Estas células anormais são transformadas e tornam-se independentes dos factores normalmente necessários para o crescimento e proliferação normais das células.
3. Capacidade de invasão - Uma das propriedades potentes das células cancerígenas é a sua capacidade de invadir o tecido saudável circundante a partir do seu local de origem.
4. Metástases - As células cancerígenas dispersam-se carateristicamente da sua origem e disseminam-se para partes distantes do corpo, onde semeiam e proliferam.
5. Supressão da apoptose - O programa de morte celular normal (apoptose), que normalmente funciona numa célula saudável, é alterado e suprimido nas células cancerígenas.
6. Angiogénese - As células cancerígenas têm a capacidade de induzir a formação de novos vasos ou neovascularização na massa tumoral para facilitar a disponibilidade de oxigénio e nutrientes.[12]

Produção de cancro por agentes cancerígenos:

A produção de cancro por um agente cancerígeno envolve um processo com várias etapas. Na primeira etapa, a presença de um agente cancerígeno provoca uma lesão no genoma celular (no ADN da célula-alvo) que leva à transformação da célula. Na segunda etapa, esta célula transformada divide-se repetidamente (proliferação clonal). Esta proliferação celular descontrolada é o principal evento que leva à formação do carcinoma. Na terceira etapa, a proliferação clonal das células tumorais adquire um crescimento autónomo, ou seja, deixam de necessitar da estimulação de um carcinogéneo ou de outros factores intrínsecos e proliferam rapidamente por si próprias. Em estádios ainda mais avançados, as células tumorais adquirem a capacidade de invadir o tecido circundante, de metastizar para locais distantes do corpo e de induzir a vascularização do tumor.[13]

DINÂMICA DO CANCRO:

Para compreender a dinâmica do cancro, é necessário compreender o que é a proliferação celular e como é regulada. A proliferação, a diferenciação e o crescimento normais das células são controlados sequencialmente pelos seguintes eventos:

1. Ligação dos factores de crescimento a receptores específicos na membrana celular.

2. Ativação de receptores de factores de crescimento que activam ainda mais as proteínas de transdução de sinal na superfície interna da membrana plasmática.

3. Um sinal adequado é então transmitido ao núcleo através de certas proteínas mensageiras - através do citoplasma.

4. A transcrição do ADN é iniciada pela ativação de factores de transcrição que se ligam a regiões específicas do genoma para ativar a transcrição.

5. A célula entra em mitose depois de passar pelos pontos de controlo e acaba por sofrer uma divisão nuclear e citoplasmática.[11]

Os eventos acima mencionados funcionam sob um controlo genético rigoroso. A proliferação anormal de células pode resultar de mutações que alteram as funções dos genes que regem a proliferação celular. A proliferação celular descontrolada pode ser estudada em relação aos mecanismos do ciclo de vida celular normal.[11]

TRANSDUÇÃO DE SINAL

Uma sinalização deficiente nas vias de regulação do crescimento pode levar a um crescimento anormal. A sobreexpressão dos factores de crescimento pode resultar em doenças não neoplásicas como a psoríase. As anomalias ao nível dos receptores dos factores de crescimento podem levar a doenças como a diabetes resistente à insulina (recetor da insulina) e o nanismo (recetor do fator de crescimento dos fibroblastos). A expressão anormal dos componentes que regulam as vias de sinalização é causada por mutações nos genes responsáveis. Estes genes mutantes são designados oncogenes.[13]

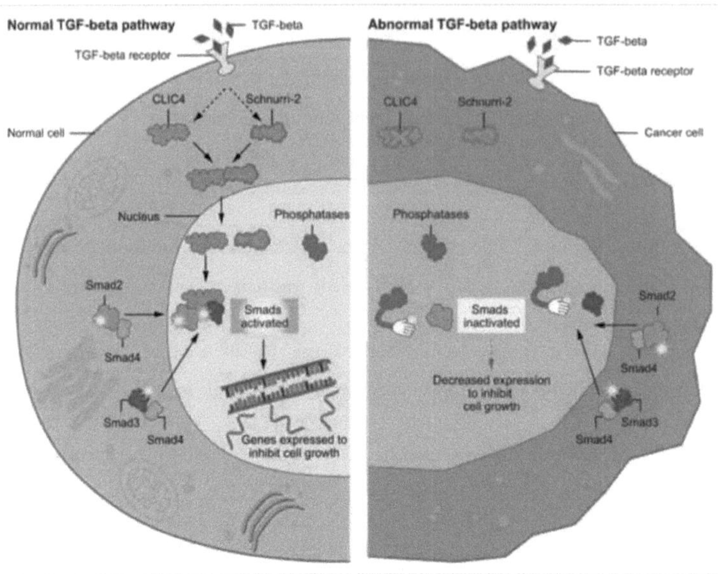

Figi: ***Numa célula normal, uma proteína chamada CLIC 4 responde à ativação de uma molécula chamada tgf-beta que sinaliza na superfície da célula para que o crescimento abrande. A CLIC4 actua através de outras proteínas chamadas smads para inibir o crescimento celular. A CLIC4 não funciona corretamente nas células cancerosas, pelo que a inibição do crescimento não ocorre.***

Oncogenes

Os oncogenes são responsáveis pela produção de cancro. Os oncogenes são gerados a partir de vários genes normais que são constitutivamente activos e estão envolvidos na codificação de proteínas que actuam como factores de crescimento, receptores de factores de crescimento, proteínas de transdução de sinais ou factores de transcrição. Estes genes são designados por "proto-oncogenes". Seguem-se os proto-oncogenes bem conhecidos: Ciclina D, Cdk4, EFGR (recetor do fator de crescimento epidérmico), FGFR (recetor do fator de crescimento dos fibroblastos), *ras,* Bcl2 e Mdm2.[11]

Um proto-oncogene não ativado pode ser transformado num oncogene ativado que produz cancro através de uma mutação pontual, de uma translocação cromossómica ou de uma infeção viral. Os oncogenes activados induzem a proliferação celular e, por conseguinte, levam ao desenvolvimento de tumores. Com base nas funções das proteínas produzidas pelos oncogenes, estes podem ser divididos em cinco grupos.[13]

1. Oncogenes de factores de crescimento, por exemplo, o gene sis que codifica o fator de crescimento derivado das plaquetas.

2. Oncogenes do recetor do fator de crescimento, por exemplo, o gene erb B que codifica o recetor do fator de crescimento epidérmico.

3. Oncogénios de ligação a nucleótidos cíclicos, por exemplo, *ras* e GTP.

4. Oncogenes com atividade de tirosina quinase, por exemplo, src

5. Factores de transcrição, por exemplo: gene *myc*.[13]

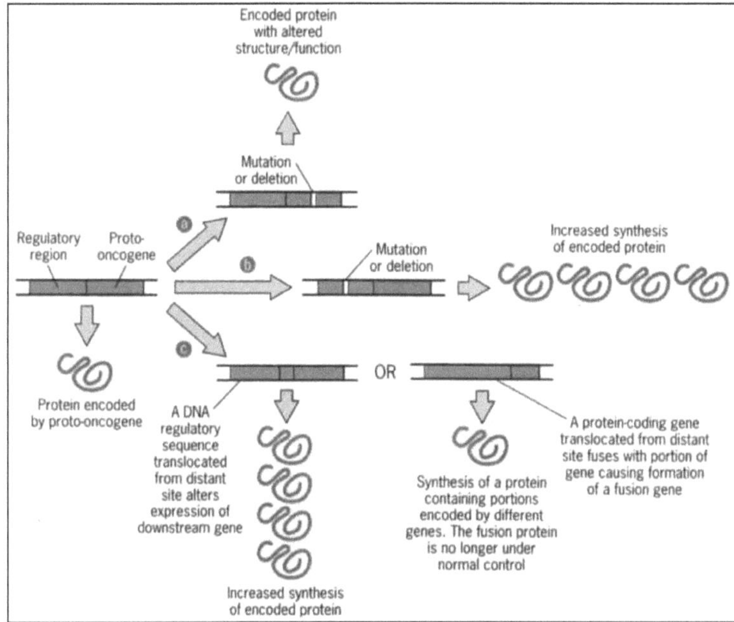

Fig 2: Ativação do proto-oncogene

Genes supressores de tumores (TSG)

Já foi referido anteriormente que uma célula normal contém proto-oncogenes que promovem o crescimento celular. Por outro lado, uma célula normal também contém genes que são chamados genes supressores de tumor. A função destes genes é travar o crescimento celular, pelo que possuem atividade supressora de tumores. Os produtos destes genes controlam a proliferação celular indevida e também induzem a reparação do ADN danificado quando detectado. Estes tipos de TSG são, por isso, designados **por "genes de proteção"** (BRCA 1, BRCA 2 e MLH 1). Nos casos de ADN danificado que não pode ser reparado, estes genes induzem a morte celular (apoptose). Estes tipos de TSGs são designados **"genes guardiões" (p53, p21**, Rb 1, Bax, APC). Assim, a perda ou a inativação destes genes anula a regulação e os constrangimentos impostos por estes genes ao crescimento e à proliferação celular, dando origem à carcinogénese. Consequentemente, a ativação de proto-oncogenes ou a inativação de genes supressores de tumores conduzem à progressão de muitos tumores para uma malignidade total.[11]

Os genes supressores de tumor são uma classe de genes celulares cuja função normal é suprimir a proliferação celular inadequada. Estes genes estão intimamente envolvidos no controlo do ciclo celular. O desenvolvimento de cancro devido à perda de função ou mutação nestes genes (TSG) requer que a inativação ou mutação esteja presente em ambos os seus alelos em ambos os cromossomas do par. Assim, os genes supressores de tumor funcionam de forma recessiva.[11]

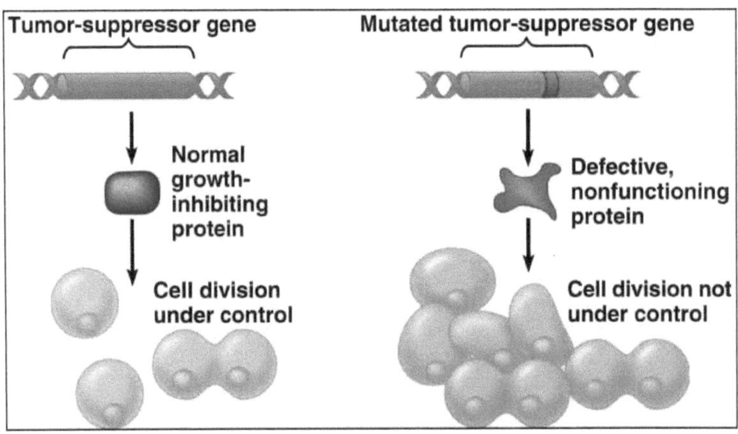

Fig. 3: Ação do gene supressor de tumores (TSG)

Até à data, foram conhecidos mais de 100 proto-oncogenes e cerca de 30 TSGs. Alguns genes supressores de tumores bem conhecidos são o BRCA-1, o WT-1, o Rb e o p53. A análise das funções de vários oncogenes e TSGs conhecidos mostrou que estes codificam e controlam factores de crescimento, receptores de factores de crescimento, moléculas adaptadoras, proteínas quinases, factores de transcrição nuclear, genes do ciclo celular, vários pontos de controlo do ciclo celular e apoptose. Qualquer perturbação no funcionamento dos componentes acima referidos da cascata de transdução de sinal conduz a uma proliferação excessiva de células que, em última análise, resulta na formação de tumores.[11]

Factores de crescimento e cancro:

Os genes que codificam os factores de crescimento podem adquirir propriedades oncogénicas após uma mutação. Por exemplo, o gene que codifica o PDGF, após mutação, expressa em excesso o fator de crescimento que dá origem a cancros como o osteossarcoma e o astrocitoma.[11]

Receptores de factores de crescimento e cancro:

Verificou-se que os genes que codificam os receptores dos factores de crescimento estão mutados em várias doenças cancerígenas. Pensa-se que estas mutações induzem sinais contínuos de crescimento e proliferação celular, mesmo na ausência de factores de crescimento.[11]

Proteínas indutoras de sinais e cancro:

Os genes *ras* que produzem proteínas de transdução de sinal são susceptíveis de sofrer mutações. Estas mutações são responsáveis por quase 30% de todos os tumores humanos. Como consequência da mutação, a enzima GTPase é incapaz de hidrolisar o GTP ativo de volta ao GDP inativo. Assim, a proteína *ras* permanece constantemente ativa e a célula continua a proliferar. Da mesma forma, uma mutação na própria proteína GTPase leva a uma ação enzimática defeituosa que não consegue conter a proteína *ras* activada. Isto acaba por resultar em cancro.[11]

Fator de transcrição e cancro:

Vários produtos de genes precoces e imediatos ligam as actividades dos factores de crescimento a outros factores que resultam na transcrição do ADN. O gene *myc* liga-se ao ADN e ativa muitos genes de elaboração de factores de transcrição envolvidos no crescimento. As mutações nos factores de transcrição com sobreexpressão contribuem para a proliferação sustentada.[11]

TERAPIA GENÉTICA E CANCRO ORAL:

Avanços recentes na biologia molecular documentaram o papel da terapia genética na tumorogénese. A amplificação de genes, que é utilizada no tratamento de várias doenças humanas, foi proposta por Cusack e Tanabe em 1998. A terapia génica pode ser definida como "a transferência de genes com o objetivo de tratar doenças humanas, o que inclui a transferência de novo material genético, bem como a manipulação do material genético existente".[10] O principal objetivo da terapia genética é introduzir novo material genético nas células-alvo sem causar qualquer tipo de dano às células normais circundantes.[9]

Os vectores na terapia genética

O material genético é introduzido nas células hospedeiras através de vírus ou bactérias. A terapia génica diz respeito ao ADN que pode ser introduzido nas células através de vários métodos. Todos os vírus se ligam aos seus hospedeiros introduzindo o seu material genético nas células hospedeiras.[9]

Na terapia génica, o ADN viral pode ser removido, enquanto que os vírus podem atuar como veículos para introduzir o ADN terapêutico nas células hospedeiras. Os vírus utilizados como vectores na terapia genética incluem os retrovírus, os adenovírus, os vírus adenoassociados e o vírus Herpes simplex.[9]

Os métodos de terapia génica não viral incluem a injeção de ADN nu, a electroporação, a pistola de genes e a utilização de oligonucleótidos, dendrímeros e nanopartículas inorgânicas. No entanto, os vectores não virais, que são inibidos pelos componentes do soro, limitam a eficácia da entrega de genes in vivo.[9]

Apesar da utilização de vários métodos não virais, os vírus proporcionam um modo mais eficiente de terapia génica.[9]

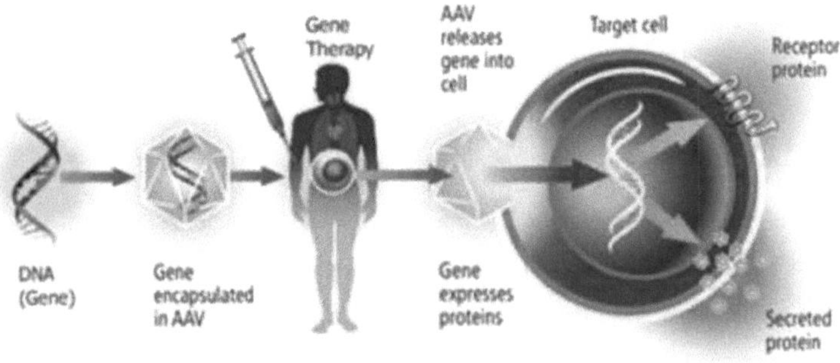

Fig 4: Vectores na terapia genética

A técnica da terapia genética

As terapias que expressam produtos genéticos, que resultam na morte das células cancerígenas, incluem:

- Terapia de adição de genes
- Terapia de excisão de genes[9]
- Terapia com ARN anti-sentido
- Imunoterapia
- Terapia genética suicida
- Terapia genética com a utilização de vírus oncolíticos
- A entrega de genes de resistência a medicamentos em tecidos normais para proteção contra a quimioterapia.[10]

Terapia de adição de genes

Nesta técnica, o crescimento do tumor é controlado pela introdução de genes supressores de tumores (p53, p21, p16) que inactivam as células cancerígenas.[10]

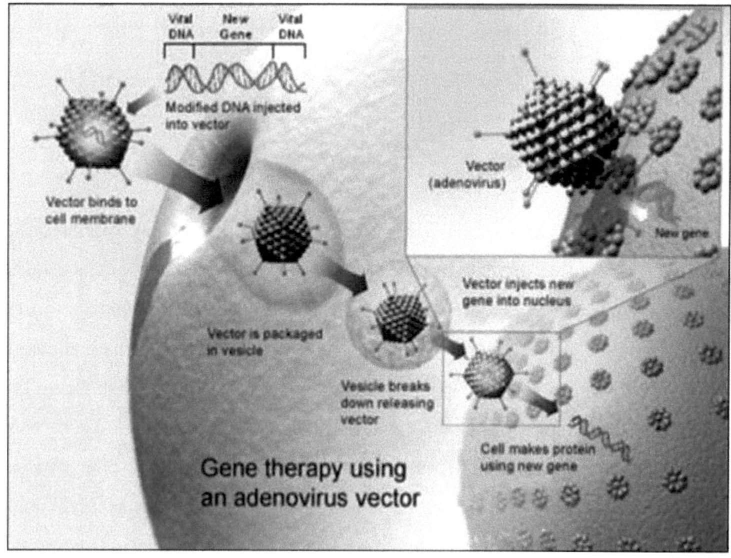

Fig 5: Terapia de adição de genes

Terapia de excisão de genes:

Neste método, os oncogenes defeituosos são removidos, o que resulta numa inibição do crescimento das células tumorais.[9]

Terapia com ARN anti-sentido:

O ARN anti-sentido controla o crescimento do tumor inibindo o ARN que é complementar às cadeias do ADN que expressam esse gene específico.[9]

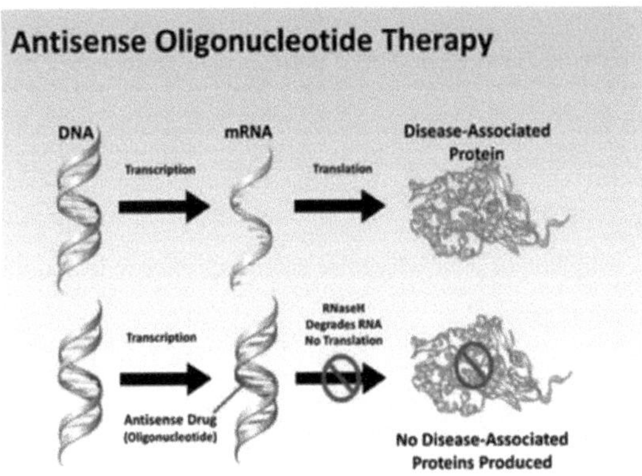

Fig. 6: Terapia com RNA antisense

Imunoterapia:

Os doentes com cancro oral apresentam geralmente defeitos ou deficiências nas funções das células imunitárias das células assassinas naturais, linfócitos, citocinas, etc. Esta técnica aumenta a resposta imunitária dos doentes ao tumor. A imunoterapia contra o cancro é a utilização do sistema imunitário para tratar o cancro. Existem três grupos principais de imunoterapia utilizados no tratamento do cancro: as terapias celulares, as terapias com anticorpos e as terapias com citocinas. Todos eles exploram o facto de as células cancerosas terem frequentemente moléculas subtilmente diferentes na sua superfície que podem ser detectadas pelo sistema imunitário. Estas moléculas, conhecidas como antigénios do cancro, são geralmente proteínas, mas também incluem outras moléculas como os hidratos de carbono. A imunoterapia é utilizada para provocar o ataque do sistema imunitário às células tumorais, utilizando estes antigénios do cancro como alvos.[9, 10]

Terapia genética contra o suicídio

Esta terapia envolve enzimas, cuja expressão transforma o fármaco produtor não tóxico numa substância citotóxica ativa. É a terapia genética mais comum que utiliza a timidina quinase ou outros genes quimiossensibilizadores.[9]

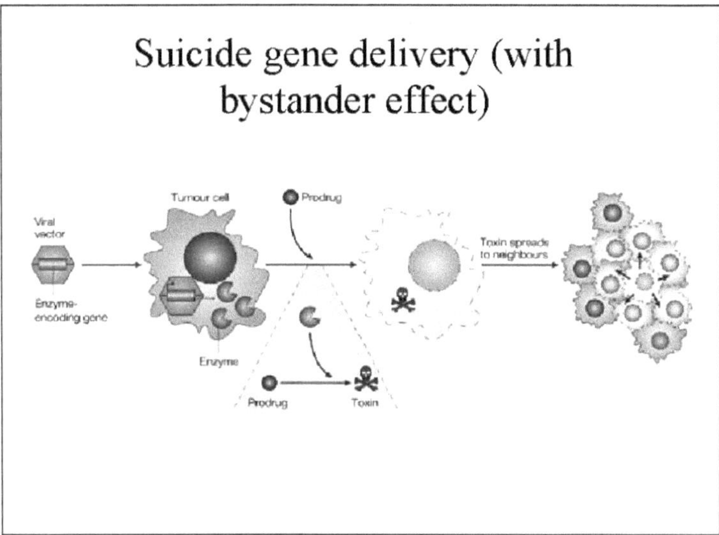

Fig. 7: Terapia genética suicida

Nesta terapia, um vetor (vírus) é geneticamente modificado, que se replica e destrói as células tumorais. A terapia genética mediada por adenovírus é utilizada para cancros mais avançados do que as terapias tradicionais.[9]

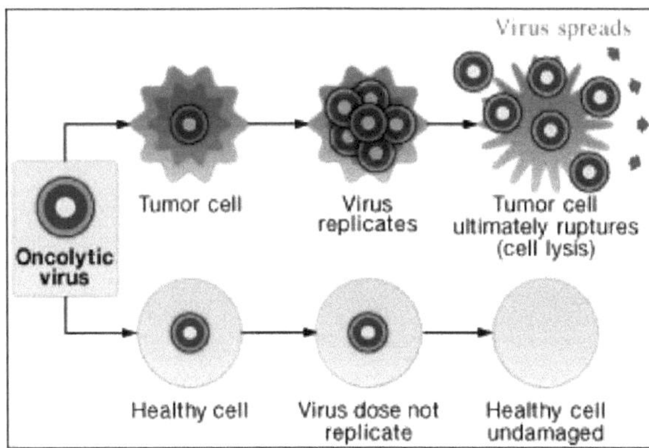

Fig. 8: Terapia genética com vírus oncolíticos

A entrega de genes de resistência a medicamentos a tecidos normais para proteção contra a quimioterapia:

Os genes de resistência aos medicamentos protegem os tecidos normais que são vulneráveis à destruição. O gene de resistência aos medicamentos nos seres humanos é o gene Multidrug Resistance-1 (MDR-1). Os outros genes de resistência a medicamentos incluem o gene da nitroredutase bacteriana e os mutantes da diidrofolateredutase que protegem contra o metotrexato.[9]

Vantagens da terapia genética:

- Um gene funcional tem a capacidade de substituir um gene defeituoso.
- A terapia genética ajuda a prevenir os efeitos potencialmente tóxicos no organismo, que podem ser causados por outras terapias.
- Diminui o custo de várias terapias e melhora o estilo de vida do doente durante um período mais longo.[9]

Desvantagens da terapia genética:

- Mesmo depois de o ADN terapêutico ter sido integrado no genoma, algumas células impedem a terapia genética de produzir efeitos a longo prazo, pelo que os doentes podem ser submetidos a várias sessões de terapia genética.
- Existe a possibilidade de o sistema imunitário do hospedeiro e a sua resposta poderem reduzir a eficácia da terapia genética.
- Os vectores virais podem apresentar uma variedade de problemas potenciais para o doente, tais como toxicidade e respostas imunitárias e inflamatórias.
- Se o ADN for introduzido num local errado do genoma, por exemplo, num gene supressor de tumores, pode induzir um tumor.[9]

Perspectivas futuras: Atualmente, a investigação sobre a terapia genética no cancro oral está a aumentar de dia para dia, tanto em laboratório como em contexto clínico. De acordo com os resultados de estudos em animais realizados em ratos, a terapia genética combinada, que utiliza vários genes, mostrou uma regressão significativa do tumor nos ratos. No futuro, pode ser um precursor como opção de tratamento definitivo do cancro oral e do pré-cancro, que pode oferecer uma melhor eficácia em comparação com as terapias actuais, reduzindo a elevada mortalidade que está associada a estas lesões.[9]

Conclusão:

A terapia genética é uma ferramenta atractiva no tratamento do carcinoma espinocelular oral e do pré-cancro, uma vez que visa apenas as células cancerígenas. Atualmente, a utilização da técnica de terapia genética alterada por adenovírus com quimioterapia ou imunoterapia parece ser a abordagem mais promissora no tratamento do cancro oral e do pré-cancro.[9]

3. REVISÃO DA LITERATURA

O cancro ocorre geralmente devido à produção de múltiplas mutações numa única célula, o que faz com que esta prolifere sem controlo. Vários métodos, como a cirurgia,

A radioterapia e a quimioterapia têm sido amplamente utilizadas para tratar os cancros. Mas os doentes com cancro que não são ajudados por estas terapias podem ser tratados por terapia genética. A terapia génica é a utilização do ADN como agente de tratamento de doenças. A terapia génica visa a inserção de um gene funcional nas células de um doente para a correção de um erro inato do metabolismo, para alterar ou reparar uma anomalia genética adquirida e para conferir uma nova função à célula. A presente secção aborda a utilização e a finalidade da terapia genética no cancro oral.[9]

Prevenção

Foi realizado um estudo de caso-controlo com o objetivo de investigar a imunidade sistémica em termos dos principais subconjuntos de linfócitos e a expressão de IL-2 e IL-4 em subconjuntos de células T do sangue periférico de doentes com carcinoma espinocelular intra-oral relacionado com o tabaco. Vinte e oito doentes (26 homens e duas mulheres) com uma idade média de 51,6 ± 12,7 anos, uma história de consumo de tabaco durante um período de 5 a 25 anos e um diagnóstico confirmado de carcinoma espinocelular intra-oral primário foram selecionados aleatoriamente para este estudo. Vinte indivíduos normais e saudáveis, com idade e sexo compatíveis, serviram de controlo. Os subgrupos de células T CD3+, CD4+ e CD8+ e as células assassinas naturais CD16+ CD56+, bem como as citocinas intracelulares nos subgrupos de células T, foram determinados por citometria de fluxo a duas cores e microscopia confocal. Os doentes com cancro oral apresentaram uma redução significativa ($p < 0,001$) dos subconjuntos de células T CD3+ e CD4+ com um rácio CD4/CD8 mais baixo quando comparados com os controlos normais. A frequência de células T CD3+ IL-4+ e CD8+ IL-4+ foi significativamente mais elevada ($p < 0,001$), enquanto as células T CD4+ IL-2+ foram significativamente mais baixas ($p < 0,02$) nos doentes, em comparação com os controlos normais. O estágio tardio do tumor foi associado à expressão reduzida de IL-2 em ambos os subgrupos CD4+ ($p < 0,05$) e CD8+ ($p < 0,03$). Concluiu-se que o carcinoma intra-oral de células escamosas relacionado com o tabaco parece estar associado a um comprometimento das células T CD3+ e CD4+ no sangue periférico, bem como a uma regulação diferencial de IL-2 e IL-4 nos subgrupos de células T CD4+ e CD8+. A resposta de citocinas nestes doentes parece estar distorcida do tipo Th1 protetor para o tipo Th2 imunossupressor e sugere que a terapia de imunomodulação pode ser considerada para estes doentes.[14]

Um estudo investigou os mecanismos pelos quais a Selaginella tamariscina inibe a invasão das células HSC-3 do carcinoma oral de células escamosas humano (OSCC). Este estudo demonstrou que a Selaginella tamariscina atenuou a migração e a invasão das células HSC-3 de uma forma dependente da dose. As actividades anti-metastáticas da Selaginella tamariscina ocorreram, pelo menos parcialmente, devido à regulação negativa da atividade da gelatinase das metaloproteinases da matriz (MMP)-2 e MMP-9 e à regulação negativa da expressão proteica. A expressão e a função da MMP-2 e da MMP-9 foram reguladas pela Selaginella tamariscina a um nível transcricional, como demonstrado por PCR quantitativo em tempo real e ensaios de repórter. Os dados de imunoprecipitação da cromatina (ChIP) indicaram ainda que a ligação da proteína de ligação ao elemento de resposta do AMPc (CREB) e da proteína activadora-1 (AP-1) ao promotor da MMP-2 diminuiu ao nível de dosagem mais elevado da Selaginella tamariscina. A atividade de ligação do ADN da proteína de especificidade 1 (SP-1) ao promotor da MMP-9 também foi suprimida à mesma concentração. A Selaginella tamariscina não afectou a via de sinalização da proteína quinase activada por mitogénio, mas inibiu os efeitos da gelatinase ao reduzir a ativação da serina-treonina quinase Akt. Estes resultados demonstram que a Selaginella tamariscina pode ser um potente agente terapêutico adjuvante na prevenção do cancro oral.[15]

Neste estudo experimental, os autores utilizaram um modelo de ratinho imunocompetente de carcinoma de células escamosas da cabeça e pescoço (SCC VII/SF) para avaliar a eficácia do vírus vaccinia recombinante que expressa interleucina-2 (rvv-IL-2) como vacina tumoral. Os ratinhos com tumores de cinco dias de idade no pavimento da boca foram tratados com rvv-IL-2 por injecções intratumorais. Estes ratinhos tratados sobreviveram mais tempo ($p < 0,03$) do que os ratinhos tratados com vacinas de controlo. Os esplenócitos, a medula óssea e as células dos gânglios linfáticos dos ratinhos portadores de tumor responderam mal à estimulação com concanavalina A, o que sugere a indução de imunossupressão. O vírus rvv-IL-2 cresceu durante 7 dias no tumor após injeção intratumoral. Não foram detectadas partículas de vírus em vários órgãos normais após a injeção de rvv-IL-2. A comparação dos níveis de expressão de vários potenciais mediadores imunitários inibidores entre os tumores que crescem em ratinhos e as células tumorais em cultura demonstrou uma expressão mais elevada de IL-10, GM-CSF, TGF-P e NO sintetase nos tumores, sugerindo que estas moléculas podem desempenhar um papel na imunossupressão. Concluiu-se que, se a imunossupressão for invertida, a rvv-IL-2 é uma vacina potencialmente terapêutica para o cancro da cabeça e do pescoço.[16]

Rastreio do carcinoma espinocelular oral

Neste estudo de caso-controlo, foram genotipados quatro polimorfismos de nucleótido único (SNP) comuns no promotor do TNF-a [-308G > A (rs1800629), -857C > T (rs1799724), -863C > A (rs1800630), e - 1031T > C (rs1799964)] foram genotipados e a serologia do HPV16 determinada em 325 casos de carcinoma espinocelular oral (OSCC) e 335 controlos correspondentes. O estado do

HPV no tumor foi também determinado em 176 doentes com carcinoma de células escamosas da orofaringe (SCCOP). Foram utilizados modelos de regressão logística univariada e multivariável para calcular odds ratios (ORs) e intervalos de confiança (ICs) de 95%. Verificou-se que a seropositividade ao HPV16, por si só, estava associada a um risco acrescido de CCEO (OR, 3,1; IC de 95%, 2,1-4,6), e que esse risco de CCEO associado ao HPV16 era modificado por cada SNP. Os doentes com seropositividade ao HPV16 e genótipos variantes para cada SNP apresentaram o risco mais elevado quando se utilizaram doentes com seronegatividade ao HPV16 e um genótipo de tipo selvagem como grupo de comparação. Além disso, foram observados resultados semelhantes para os genótipos de risco combinados de quatro variantes e todas estas associações significativas foram mais pronunciadas em vários subgrupos, particularmente em doentes com SCCOP e nunca fumadores. De forma notável, os genótipos de risco combinados de quatro variantes também foram significativamente associados ao tumor HPV-positivo SCCOP. Concluiu-se que os SNPs do TNF-a podem, individualmente ou, mais provavelmente, em conjunto, afetar a suscetibilidade individual ao CCEO associado ao HPV16, particularmente o CECP entre os que nunca fumaram.[17]

Foi realizado um estudo de caso-controlo para definir os papéis individuais e combinados dos polimorfismos dos genes ALDH2, ADH1B e ADH1C, do consumo de álcool, do tabagismo e da dieta no risco de cancro da boca e da faringe em homens japoneses. Foi realizado um estudo entre 96 homens japoneses com carcinoma de células escamosas da boca e da faringe, dos quais 43 doentes tinham cancro da hipofaringe e 53 tinham cancro da boca/orofaringe, e controlos que incluíam 642 homens japoneses sem cancro. O risco de cancro em geral e de cancro da hipofaringe foi aumentado 3,61 e 10,08 vezes, respetivamente, por ALDH2*1/*2 inativa entre os consumidores moderados a pesados (9+ unidades/semana; uma unidade = 22 g de etanol), mas o risco de cancro oral/orofaríngeo não foi significativamente afetado pelo genótipo ALDH2. Os resultados obtidos com um questionário de rubor alcoólico foram, na sua maioria, comparáveis aos obtidos com a genotipagem da ALDH2, ou seja, os homens com rubor alcoólico atual ou anterior tinham ALDH2 inativa. Entre os consumidores moderados a pesados, os homens com a ADH1B*1/*1 menos ativa apresentavam um risco global significativamente mais elevado de desenvolver os cancros, o cancro da hipofaringe e o cancro oral/orofaríngeo (OR % 5,56, 7,21 e 4,24, respetivamente). A ALDH2_1/_2 inativa, a ADH1B_1/_1 menos ativa, o consumo frequente de bebidas alcoólicas fortes sem álcool, o tabagismo e a menor ingestão de legumes verde-amarelos são factores de risco independentes para o cancro da boca e da faringe entre os consumidores de bebidas alcoólicas moderadas a intensas. Educar a população japonesa relativamente a estes riscos de cancro do trato aerodigestivo superior poderia ser uma abordagem útil para a prevenção destes cancros.[18] Foi realizado um estudo de caso-controlo com 239 indivíduos com CCCN e 716 controlos sem cancro, com o objetivo de clarificar o impacto dos polimorfismos individuais e combinados dos genes ADH2 e ALDH2 no risco de CCCN. Verificou-se que os polimorfismos ADH2 Arg/Arg e ALDH2 Glu/Lys estavam independentemente associados a um risco acrescido, com razões de probabilidade (OR) de 2,67 (intervalo de confiança de 95% [IC] 1,51-4,57) e 1,66 (IC de 95% 1,20-2,31), respetivamente. Além disso, em comparação com os indivíduos com ADH2 His/His e ALDH2 Glu/Glu, o OR ajustado e o respetivo IC de 95% para os indivíduos com ADH2 Arg/Arg e ALDH2 Glu/Lys foi de 5,00 (2,32-10,71) em todos os indivíduos. Este efeito combinado foi evidente apenas nos bebedores pesados (OR 11,3, 95% CI 2,97-43,3). Foram observadas interações gene-ambiente estatisticamente significativas entre os dois polimorfismos e o nível de consumo de álcool (ADH2 $p = 0,035$, ALDH2, $p = 0,013$). Foi também encontrada uma interação gene-gene estatisticamente significativa entre os dois polimorfismos ($p = 0,042$). Este estudo de caso-controlo mostrou um risco significativamente aumentado de SCCHN em indivíduos com os polimorfismos ADH2 Arg/Arg e ALDH2 Glu/Lys numa população japonesa. Além disso, o aumento do risco foi associado a interações gene-ambiente significativas entre estes polimorfismos e o consumo de álcool, bem como a interações gene-gene entre os polimorfismos ADH2 e ALDH2.[1]

Um estudo de caso-controlo (112 doentes e 24 controlos não cancerosos) investigou a base genética das variações na expressão genética associadas a um mau prognóstico no CCEO, utilizando as matrizes Affymetrix SNP 6.0 e Affymetrix Gene Chip Human Gene 1.0 ST. Os autores identificaram amplificações recorrentes de ADN dispersas entre 8q22.2 e 8q24.3 em 112 amostras de CCEO. Estas amplificações demonstraram associações significativas com o aumento da incidência de disseminação extracapsular, o desenvolvimento de segundas neoplasias malignas primárias e uma sobrevivência reduzida. A hibridação in situ por fluorescência, num painel de validação constituído por 295 casos, confirmou estas associações. A avaliação dos efeitos das variações do número de cópias (CNVs) nas variações da expressão genética ao nível do genoma identificou um total de 85 transcrições associadas a CNVs enriquecidas na rede reguladora centrada no MYC. 24 transcrições foram associadas a um risco acrescido de segundas neoplasias malignas primárias, recidiva do tumor e fraca sobrevivência. Para além do próprio MYC, verificou-se que um novo módulo MYC desregulado desempenha um papel fundamental na carcinogénese do CCEO. Este estudo identificou uma possível assinatura molecular associada a um mau prognóstico em doentes com CCEO, o que pode, em última análise, facilitar a seleção de estratégias terapêuticas adaptadas ao doente.[4]

O objetivo deste estudo experimental foi avaliar o valor de diagnóstico do transcriptoma salivar, utilizando o carcinoma espinocelular oral (OSCC) como doença de prova de princípio. Foi colhida saliva não estimulada de doentes (n = 32) com CCEO T1/T2 primário e de indivíduos normais (n = 32) com idade, sexo e historial de tabagismo equivalentes. O isolamento do ARN foi efectuado a partir do sobrenadante da saliva, seguido de amplificação linear em duas rondas com ARN polimerase T7. Foram utilizados microarrays do Genoma Humano U133A para traçar o perfil do

transcriptoma salivar humano. Os diferentes padrões de expressão genética foram analisados através da combinação de uma comparação de teste t e de uma análise de alteração de fold em 10 doentes com cancro e controlos. A reação em cadeia da polimerase quantitativa (qPCR) foi utilizada para validar os genes selecionados que mostraram uma diferença significativa ($p < 0{,}01$) por microarray. O poder preditivo destes biomarcadores de ARNm salivar foi analisado através da curva caraterística de funcionamento do recetor e de modelos de classificação. A análise de microarray mostrou que 1.679 genes exibiram um nível de expressão significativamente diferente na saliva entre pacientes com cancro e controlos ($p < 0{,}05$). Sete biomarcadores de mRNA relacionados com o cancro que exibiram pelo menos uma elevação de 3,5 vezes na saliva de OSCC ($p < 0{,}01$) foram consistentemente validados por qPCR em amostras de saliva de pacientes com OSCC (n 32) e controlos (n 32). Estes potenciais biomarcadores de ARN salivar são os transcritos de IL8, IL1B, DUSP1, HA3, OAZ1, S100P e SAT. As combinações destes biomarcadores produziram sensibilidade (91%) e especificidade (91%) na distinção entre o CCEO e os controlos. A utilidade do diagnóstico do transcriptoma salivar foi demonstrada com sucesso neste estudo para a deteção do cancro oral.[19]
Neste estudo transversal, os autores efectuaram uma análise do genoma completo por hibridação genómica comparativa em tiling-path array para um painel raro de LPO em fase inicial e tardia (n = 62), todos com acompanhamento longitudinal (>10 anos). Foram criados perfis genómicos para carcinomas orais de células escamosas (n = 24) para comparação. Foi efectuada uma análise paralela das alterações do genoma e dos parâmetros clínicos para identificar as caraterísticas associadas a cada fase de progressão da doença. As alterações genómicas em displasias de baixo grau que progridem para doença invasiva assemelham-se mais às observadas em fases mais avançadas da doença do que às observadas em displasias de baixo grau que não progridem. Este facto verificou-se apesar da semelhança histopatológica entre os casos que progridem e os que não progridem. A análise computacional dos dados de alterações genómicas classificou corretamente quase todos os casos de displasia de baixo grau em progressão. Os dados demonstraram que a análise genómica de alta resolução pode ser utilizada para avaliar o risco de progressão em OPL de baixo grau, o que representa uma melhoria significativa em relação às abordagens histopatológicas actuais que não conseguem delinear o risco de progressão.[20]

Terapia

Neste relato de caso, foi utilizada uma nova técnica ótica (visualização direta de fluorescência) para caraterizar o campo de tecido oral doente num homem de 52 anos, fumador, que apresentava uma única lesão oral de carcinoma espinocelular (CEC). Foram efectuadas várias biopsias dentro deste campo contíguo opticamente alterado. As alterações no genoma detectadas em cada amostra foram comparadas para definir se cada lesão surgiu de uma célula progenitora comum ou de forma independente. Os resultados mostraram que diferentes alterações genéticas estavam presentes em diferentes biópsias dentro de um campo. Foi também demonstrado que dois CECs geneticamente não relacionados podiam desenvolver-se com 10 mm de distância na língua lateral direita deste doente. Concluiu-se que as tecnologias ópticas devem ser utilizadas na definição das margens cirúrgicas e que as tecnologias do genoma completo devem ser utilizadas no diagnóstico de lesões clonais versus lesões independentes da cavidade oral.[21]

Terapia genética utilizando imunoterapia

Neste estudo retrospetivo, oitenta e um doentes com carcinoma oral de células escamosas (OSCC) receberam fluoropirimidina UFT oral e radioterapia (RT) com ou sem um agente imunoterapêutico OK-432. Tanto a sobrevivência global como a sobrevivência livre de progressão dos doentes que receberam RT + UFT + OK-432 foram significativamente mais longas do que as dos doentes que receberam RT + UFT (P = 0,0075 e p = 0,0175, respetivamente). A resposta clínica também foi mais favorável no grupo RT + UFT + OK-432 do que no grupo RT + UFT (p = 0,0066). Em seguida, foram efectuadas experiências in vitro para examinar o efeito do 5-fluorouracil (5-FU) e da irradiação de raios X na imunidade induzida pelo OK-432. As células mononucleares do sangue periférico humano estimuladas com OK-432 produziram citocinas do tipo células T auxiliares 1 (Th1), bem como interleucina-10 (IL-10) e fator de crescimento transformador-p (TGF-P), que são produzidas por células T Th2 e reguladoras (Tregs), respetivamente, e são inibitórias na imunidade antitumoral. As citocinas IL-10 e TGF-P induzidas pelo OK-432, mas não as citocinas Th1, foram significativamente inibidas pelo 5-FU e/ou pelos raios X. O 5-FU e o raio-X também inibiram a expressão de mRNAs para GATA-3 e Foxp3, que são factores de transcrição para Th2 e Tregs, respetivamente, mas não para T-bet, um fator de transcrição para Th1. Além disso, o 5-FU e os raios X diminuíram a expressão de ARNm para o supressor da sinalização de citocinas 1 (SOCS1) e SOCS3. Os oligonucleótidos anti-sentido para SOCS1 e SOCS3 reduziram acentuadamente a IL-10 e o TGF-p induzidos pelo OK-432. Este é o primeiro relatório que demonstra claramente que a imunoterapia baseada no OK-432 aumentou significativamente os efeitos terapêuticos da quimiorradioterapia em doentes com OSCC, bem como elucida o mecanismo do efeito sinérgico da imuno-quimiorradioterapia em que a 5-FU e a radiação aumentaram a resposta Th1 induzida pelo OK-432, mediada pela inibição da expressão dos genes SOCS1 e SOCS3.[22]

Foi realizado um ensaio multi-institucional prospetivo, de braço único, de fase II no âmbito do Southwest Oncology Group para avaliar a exequibilidade do tratamento de alto risco do carcinoma de células escamosas selecionado de estádio III e IV da cavidade oral, orofaringe, hipofaringe e laringe com terapia genética INGN 201 (Ad5CMV-p53) perioperatória, juntamente com cirurgia e quimiorradiação. Os critérios de elegibilidade foram: carcinoma de células escamosas da cavidade oral, orofaringe, laringe e hipofaringe recentemente diagnosticado e não tratado anteriormente; doença selecionada em estádio III ou IV com metástases nodais e sem metástases à distância; doença cirurgicamente ressecável. Os doentes foram submetidos a cirurgia, terapia genética INGN 201 perioperatória e quimiorradioterapia pós-operatória. Todos os 13 doentes foram submetidos a cirurgia e a injecções perioperatórias de INGN 201 no leito do tumor primário e no pescoço ipsilateral. Além disso, três doentes receberam injecções no pescoço contralateral. Três doentes não receberam qualquer quimiorradiação. Entre os 10 doentes avaliáveis, dois sofreram acontecimentos adversos de Grau 4, um devido a hipocalemia, hiponatremia, vómitos, leucopenia e neutropenia e outro devido a aumento de SGOT e SGPT. Sete outros doentes registaram acontecimentos adversos de grau 3. A estimativa da sobrevivência livre de progressão a um ano foi de 90% (intervalo de confiança de 95%: 56% - 100%). Concluiu-se que a terapia genética intra-operatória INGN 201 com quimiorradioterapia pós-operatória era tecnicamente viável, mas não logisticamente possível quando efectuada num contexto multi-institucional. O controlo da doença parece ser razoável; no entanto, não é possível chegar a uma conclusão definitiva com esta pequena amostra.[23]

Terapia génica com vírus oncolítico

A fim de avaliar a seletividade da replicação e os efeitos citopáticos do ONYX-015 (adenovírus com supressão do gene E1B-55kDa) pela primeira vez em seres humanos, os autores realizaram um ensaio clínico de Fase II de injeção intratumoral e peritumoral de ONYX-015 em 37 doentes com carcinoma recorrente da cabeça e do pescoço. Os doentes receberam ONYX-015 numa dose diária de 1 x 1010 unidades formadoras de placas (pfu) por injeção intratumoral durante 5 dias na semana 1 de cada ciclo de 3 semanas (n 5 30; coorte A), ou 1 x 1010 pfu duas vezes por dia durante 10 dias nas semanas 1 e 2 de cada ciclo de 3 semanas.As biópsias pós-tratamento documentaram a presença selectiva de ONYX-015 e/ou a replicação no tecido tumoral de 7 de 11 doentes biopsiados nos dias 5-14, mas não no tecido normal imediatamente adjacente (0 de 11 doentes; $p = 0,01$). A destruição tecidular também foi altamente selectiva; ocorreu uma regressão tumoral significativa (>50%) em 21% dos doentes avaliados, enquanto não foi demonstrada qualquer toxicidade para os tecidos peritumorais normais injectados. Os tumores mutantes p53 foram significativamente mais susceptíveis de sofrer necrose induzida por ONYX-015 (7 de 12) do que os tumores de tipo selvagem p53 (0 de 7; $p = 0,017$). Os títulos elevados de anticorpos neutralizantes não impediram a infeção e/ou a replicação nos tumores. Concluiu-se que o ONYX-015 é um vírus competente em termos de replicação e demonstrou replicação intratumoral selectiva e necrose nos doentes.[24]

Terapia genética suicida

Neste estudo experimental, foram investigados os efeitos e o mecanismo putativo da apoptose induzida pela molugina em células humanas de carcinoma de células escamosas orais (OSCCs). A morte celular induzida pela mollugina envolveu apoptose, caracterizada pelo aparecimento de encolhimento nuclear, análise citométrica de fluxo de paragem da fase sub-G1 e coloração com anexina V-FITC e iodeto de propídio.A análise de Western blot e RT-PCR revelou que a molugina suprimiu a ativação de NF-κB e de produtos de genes dependentes de NF-κB envolvidos na antiapoptose (Bcl-2 e Bcl-xl), invasão (MMP-9 e ICAM-1) e angiogénese (FGF-2 e VEGF). Além disso, a molugina induziu a ativação de p38, ERK e JNK e a expressão de heme oxigenase-1 (HO-1) e do fator nuclear 2 relacionado com o fator E2 (Nrf2). Este relatório demonstrou a eficácia da molugina como candidata a agente quimioterapêutico em OSCCs através da regulação positiva das vias HO-1 e Nrf2 e da regulação negativa de NF-κB.[25]

Neste estudo experimental, investigou-se se e como os inibidores da ferroquelatase (FECH) e do transportador de cassetes de ligação de ATP G2 (ABCG2) e a sua combinação poderiam melhorar a acumulação de PpIX e a eficácia do tratamento fotodinâmico (PDT) numa linha celular de cancro oral em meio contendo soro. O inibidor ABCG2 e a combinação dos inibidores ABCG2 e FECH aumentaram a PpIX na presença de soro fetal bovino (FBS) numa linha celular de cancro oral. A análise do silenciamento do gene ABCG2 também revelou o envolvimento do ABCG2 na regulação da acumulação de PpIX. Os inibidores de FECH e ABCG2, bem como a sua combinação, aumentaram a eficácia da ALA-PDT mesmo na presença de soro fetal bovino (FBS). A morte celular induzida pelo ALA-PDT foi acompanhada por eventos apoptóticos e peroxidação lipídica. Concluiu-se que a acumulação de PpIX é determinada pelas actividades de ABCG2 e FECH e que o tratamento com uma combinação dos seus inibidores melhora a eficácia da PDT para o cancro oral, especialmente na presença de soro.[26]

Terapia de adição de genes

Foi efectuado um estudo clínico in vitro para testar se o adenovírus humano recombinante p53 podia introduzir o gene p53 de tipo selvagem nas células da leucoplasia oral e induzir a paragem do ciclo celular e a apoptose. Foi selecionado o queratinócito displásico oral p53(-) POE-9n, para observar a inibição do crescimento, a alteração do ciclo celular, os efeitos induzidos pela apoptose e elaborar o mecanismo molecular correspondente do adenovírus-p53 recombinante nas células POE-9n. Além disso, foi avaliada a viabilidade, a segurança e a atividade biológica de injecções intraepiteliais multipontos de adenovírus-p53 recombinante em 22 doentes com leucoplasia oral displásica. Verificou-se que o p53 exógeno podia ser transduzido com êxito para as células POE-9n pelo adenovírus-p53 recombinante. O título de infeção ideal neste estudo foi a multiplicidade de infeção (MOI) = 100. O adenovírus recombinante p53 podia inibir fortemente a proliferação celular, induzir a apoptose e parar o ciclo celular na fase G1 das células POE-9n, induzindo a expressão de $^{p21CIP/WAF}$ e diminuindo a expressão de bcl-2. Nos doentes pós-tratamento, a expressão da proteína p53 e da proteína $^{p21CIP/WAF}$ aumentou significativamente, mas a proteína bcl-2 apresentou uma expressão baixa. Dezasseis doentes apresentaram uma resposta clínica ao tratamento e 14 doentes apresentaram uma melhoria histopatológica evidente. Concluiu-se assim que as injecções intra-epiteliais de adenovírus-p53 humano recombinante eram seguras, viáveis e biologicamente activas para doentes com leucoplasia oral displásica.[27]

Neste estudo experimental, os autores mostraram que um sistema de entrega de proteínas utilizando 11 péptidos de poli-arginina (11R) podia ser utilizado para a transdução da proteína supressora de tumores biologicamente ativa, p53, para suprimir a proliferação de células cancerosas orais. As proteínas p53 fundidas com 11R (11R- p53) penetraram eficazmente através da membrana plasmática das células cancerosas e translocaram-se para o núcleo. As proteínas induziram a atividade do promotor p21/WAF e inibiram a proliferação de células humanas de cancro oral, nas quais o gene p53 estava mutado. O efeito foi equivalente ao do sistema de transdução do gene p53 mediado por adenovírus. Além disso, a indução da apoptose das células dependente da cisplatina foi reforçada pelo11R-p53. Concluiu-se que este método de transdução de proteínas pode ser uma forma promissora de terapia do cancro.[28]

Terapia de combinação com quimioterapia e terapia de adição de genes

Foi efectuado um ensaio clínico de fase III, aleatório, controlado por placebo, em dupla ocultação, para avaliar uma combinação de terapia genética p53 adenoviral recombinante (rAd-p53) e administração intra-arterial de agentes quimioterapêuticos para o tratamento do carcinoma oral de células escamosas em 99 doentes. Foram distribuídos aleatoriamente pelo grupo I (n = 35; infusão intra-arterial de rAd-p53 mais quimioterapia), grupo II (n = 33; infusão intra-arterial de rAd-p53 mais quimioterapia placebo) ou grupo III (n = 31; infusão intra-arterial de rAd-p53 placebo mais quimioterapia). A duração mediana do seguimento foi de 36 meses (variação de 3 a 86 meses). Durante o seguimento, 16 doentes do grupo I, 20 do grupo II e 22 do grupo III morreram. O grupo I (48,5%) teve uma taxa de resposta completa superior à dos grupos II (16,7%) e III (17,2%) (p = 0,006). A taxa de não resposta no grupo I foi significativamente inferior à dos grupos II e III ($p <$ 0,020). Um teste log-rank para a taxa de sobrevivência indicou que o grupo I tinha uma taxa de sobrevivência significativamente mais elevada do que o grupo III (p = 0,019). A taxa de sobrevivência dos doentes com cancro oral em estádio III, mas não em estádio IV, foi significativamente mais elevada no grupo I do que no grupo III (p = 0,015, p = 0,200, respetivamente). A taxa de sobrevivência dos doentes com cancro oral em estádio IV não diferiu significativamente entre os três grupos. O tratamento com rAd-p53 aumentou a expressão de Bax no tumor primário de 80% dos doentes, como demonstrado pela coloração imuno-histoquímica. Concluiu-se que a infusão intra-arterial de rAd-p53 combinada com quimioterapia aumentou significativamente a taxa de sobrevivência dos doentes com cancro oral em estádio III, mas não em estádio IV, em comparação com a quimioterapia intra-arterial.[29]

Terapia genética baseada na interferência do ARN (RNAi)

Neste estudo experimental, os autores relatam o desenvolvimento e a utilização de um vetor de vírus adeno-associado recombinante (scAAV) auto-complementar para a entrega de siRNA em células de mamíferos. Foi demonstrado que este vetor modificado fornece eficazmente siRNA a células de cancro da mama e de cancro oral humanas multirresistentes e suprime a expressão do gene MDR1. Como resultado, verificou-se uma redução rápida, profunda e duradoura da expressão do transportador multidroga P-glicoproteína e uma reversão substancial do fenótipo resistente aos medicamentos. Concluiu-se que o siRNA terapêutico pode ser distribuído de forma eficaz e eficiente por vectores baseados em scAAV.[30]

Outras terapias

Os autores desenvolveram três novos modelos de cancro em ratinhos que, em conjunto, recapitulam as caraterísticas anatómicas, temporais e funcionais da dor aguda e crónica do cancro da cabeça e do pescoço nos seres humanos. Utilizando abordagens farmacológicas e genéticas nestes novos modelos de cancro, os autores mostraram que as serino-proteases, como a tripsina, induzem a dor aguda do cancro de uma forma dependente do recetor 2 ativado por proteases (PAR2). A dor crónica do cancro está associada a um aumento das serino-proteases no microambiente do cancro e a uma regulação positiva do PAR2 nos nervos periféricos. A inibição da serina protease reduz significativamente a gravidade da dor persistente do cancro em ratinhos de tipo selvagem. Além disso, o desenvolvimento da dor crónica do cancro é evitado em ratinhos deficientes em PAR2. Os resultados demonstraram um papel direto do PAR2 na dor aguda do cancro e sugerem que a regulação positiva do PAR2 pode favorecer o desenvolvimento e a manutenção da dor crónica do cancro. O tratamento da interação PAR2-serina protease é uma abordagem promissora para o tratamento da dor aguda do cancro e para a prevenção da dor crónica do cancro.[31]

O objetivo do estudo foi investigar se os iões Ni2+ poderiam exercer uma influência na secreção de IL-8 pelo OSCC. A secreção de IL-8 foi medida por ELISA. A expressão do mRNA da IL-8 foi examinada por PCR em tempo real. A atividade do NF-kB foi medida por ensaio de luciferase. O estado de fosforilação e a localização nuclear das subunidades NF-kB foram examinados por Western blotting ou kit Transfactor e coloração por imunofluorescência, respetivamente. A interação entre a subunidade NF-kB p50 e os iões Ni2+ foi examinada através do ensaio de "pull down" em coluna de Ni2+. A mutagénese dirigida ao local foi utilizada para gerar uma série de mutantes p50. O ensaio de motilidade por raspagem foi utilizado para monitorizar a mobilidade celular. Os resultados demonstraram que os iões Ni2+ inibiram a secreção espontânea de IL-8 e reduziram a atividade do NF-kB. A medição da subunidade p50 no núcleo e a coloração por imunofluorescência revelaram que o efeito inibitório dos iões Ni2+ foi atribuído à prevenção da acumulação da subunidade p50 no núcleo. Através de um ensaio de "pull down" em coluna de Ni2+, foi demonstrado que os iões Ni2+

interagem diretamente com o agrupamento His no terminal N da subunidade p50. O efeito inibitório dos iões Ni2+ foi revertido no transfectante que exprime o mutante p50 com supressão do cluster His. Além disso, os iões Ni2+ inibiram a mobilidade do OSCC de uma forma dependente da dose. Concluiu-se que a inibição da atividade do NF-kB pelo Ni2+ pode ser uma nova estratégia terapêutica para o tratamento do cancro oral.[32]

Prognóstico

Num estudo retrospetivo, foram examinadas 108 amostras de arquivo provenientes de cancro oral ressecado cirurgicamente. A coloração imuno-histoquímica (IHC) mostrou que a expressão proteica do EGFR de tipo selvagem membranoso e do AKT fosforilado citoplasmático foi detectada em 63,9% e 86,9% das amostras, respetivamente. Relativamente à variante III do EGFR (EGFRvIII), 75% das amostras mostraram uma expressão positiva para uma coloração moderada a grave, 31,5% das quais apresentavam níveis de expressão elevados. Os ensaios de reação em cadeia da polimerase (PCR) em tempo real para avaliação do número de cópias do gene PIK3CA revelaram que 24,8% das amostras apresentavam alterações e do EGFR mostraram que 49,0% apresentavam amplificação. A sequenciação direta do gene PIK3CA revelou que 2,3% das amostras apresentavam uma mutação pontual de hotspot. A avaliação estatística mostrou que a expressão do EGFRvIII estava correlacionada com a classificação T e o estádio TNM. As análises de Kaplan-Meier para a sobrevivência dos doentes mostraram que o estado individual do AKT fosforilado e do EGFRvIII estava associado a diferenças significativas no resultado da sobrevivência. A análise multivariada indicou que a AKT fosforilada, a expressão de EGFRvIII e o estádio da doença eram determinantes para a sobrevivência dos doentes. Concluiu-se que as aberrações na via EGFR-PI3K-AKT eram frequentemente encontradas nos cancros orais. O EGFRvIII e o AKT fosforilado podem ser utilizados como marcadores de prognóstico e como factores de previsão da sobrevivência dos doentes.[33]

O objetivo deste estudo transversal foi explorar a possível utilização clínica de mutações patogénicas do mtDNA na avaliação do carcinoma espinocelular oral (OSCC). Todo o genoma mitocondrial de 300 CCEO com os seus ADNs de controlo correspondentes foi analisado por sequenciação direta e foram estabelecidos critérios para definir uma mutação somática patogénica. Os genótipos TP53 R72P dos doentes foram determinados por polimorfismo de comprimento de fragmento de restrição da reação em cadeia da polimerase. Foram analisadas as relações entre as mutações somáticas patogénicas, as caraterísticas clinicopatológicas, o genótipo TP53 R72P e o prognóstico clínico. No total, foram identificadas 645 mutações somáticas do mtDNA e 91 destas mutações foram definidas como patogénicas. Cerca de um quarto (74/300) das amostras de tumores de OSCC continham mutações patogénicas. Os indivíduos com o alelo R do TP53 apresentaram uma maior frequência de mutações somáticas patogénicas do que os indivíduos com o genótipo PP. A análise de Kaplan-Meier indicou que os doentes com o alelo TP53 R com mutações somáticas patogénicas demonstraram uma associação significativa com uma sobrevida livre de doença inferior à dos outros indivíduos (HR = 1,71; IC de 95%, 1,15-2,57; $p = 0{,}009$) e este fenómeno manteve-se após o ajuste para o haplogrupo do mtDNA, o estádio do tumor com regimes de tratamento, a diferenciação e a idade no momento do diagnóstico (HR = 1,59; IC de 95%, 1,06-2,40; $p = 0{,}03$). As análises de subgrupos mostraram que este fenómeno se limitou aos doentes que receberam radioterapia/quimio-radioterapia adjuvante após a cirurgia. Os resultados indicaram fortemente que as mutações patogénicas do mtDNA são um potencial marcador de prognóstico para os CCEO. Além disso, as mitocôndrias funcionais podem desempenhar um papel ativo no desenvolvimento do cancro e na resposta do doente à radioterapia/quimioterapia .34

Foi efectuado um estudo experimental para investigar a utilidade da sequenciação paralela massiva para caraterizar um adenocarcinoma da língua, antes e depois do tratamento. No tumor pré-tratamento foram identificados 7.629 genes em regiões de ganho de número de cópias. Foram identificados 1.078 genes com expressão aumentada relativamente ao sangue e a tumores não relacionados e quatro genes continham mutações somáticas codificadoras de proteínas. A análise sugeriu que as células tumorais eram dirigidas pelo oncogene RET. Os genes cujos produtos proteicos eram visados pelos inibidores RET Sunitinib e Sorafenib estavam correlacionados com o facto de estarem amplificados e/ou altamente expressos. A administração de Sunitinib foi associada a uma doença estável com a duração de 4 meses, após os quais as lesões pulmonares começaram a crescer. A administração de Sorafenib e Sulindac proporcionou a estabilização da doença durante mais 3 meses, após os quais o cancro progrediu e surgiram novas lesões. Uma metástase recorrente possuía 7.288 genes com amplificações do número de cópias, 385 genes com expressão aumentada em relação a outros tumores e 9 novas mutações somáticas codificadoras de proteínas. As mutações e amplificações observadas eram consistentes com a resistência terapêutica decorrente da ativação das vias MAPK e AKT. Concluiu-se que a caraterização genómica completa de um tumor raro pode potencialmente ajudar na tomada de decisões clínicas e na identificação de abordagens terapêuticas quando não existem protocolos de tratamento estabelecidos. Estes resultados também forneceram provas genómicas diretas in vivo da evolução mutacional num tumor sob seleção de fármacos e de potenciais mecanismos de acumulação de resistência aos fármacos.[35]

4. DISCUSSÃO

O cancro oral, nomeadamente o carcinoma espinocelular oral (CECO), é uma das lesões malignas mais frequentes na cavidade oral, observada em todo o mundo. O cancro oral está associado a mutações genéticas que ocorrem devido à exposição ao tabaco, álcool, betel quid, etc. Trata-se de uma doença maligna em que os genes que controlam o crescimento celular e a apoptose sofrem mutações, o que resulta numa proliferação descontrolada das células do tumor. Com o aumento da massa celular total do tumor, este tem a capacidade de invadir e sofrer metástases.[9] O CCEO primário é tratado por cirurgia com ou sem esvaziamento do pescoço, ou por cirurgia e radioterapia combinadas. Apesar da natureza radical do tratamento, as recidivas são comuns e a taxa de sobrevivência dos doentes não melhorou muito.

A recorrência local e/ou regional desenvolve-se em cerca de um terço dos doentes, apesar do tratamento definitivo. Nos doentes com metástases à distância, a recorrência é frequentemente considerada incurável. O insucesso da terapia convencional ocorre porque, no caso de tumores extensamente grandes, pode ser difícil limpar as margens ou alguns tumores são notavelmente resistentes à radioterapia ou à quimioterapia.

Se aumentarmos a dose de radiação ou de fármaco quimioterapêutico, ocorre um grau inaceitável de toxicidade e de danos nos tecidos normais. As combinações das modalidades de tratamento actuais têm tido um êxito moderado, mas muitas vezes estas terapias combinadas causam toxicidade sem aumentar a taxa de sobrevivência dos doentes. O principal inconveniente deste tratamento convencional é a falta de especificidade para as células tumorais e a toxicidade para os tecidos normais.

Os recentes avanços na biologia molecular documentaram o papel da terapia génica na tumorogénese. A terapia génica tem potencial para atingir as células cancerosas, poupando as células normais. A aplicação clínica da terapia génica para o tratamento do cancro da cabeça e do pescoço exigirá a otimização da administração do gene em conjunto com a determinação da eficiência da transfecção.[10] Embora a administração sistémica seja teoricamente desejável para tratar a doença metastática, a terapia génica ainda não demonstrou ser adequada para a administração sistémica em doentes com cancro. A secção seguinte discute as abordagens genéticas ao cancro oral, incluindo a prevenção, o rastreio, a terapia genética, outras terapias e indicadores de prognóstico.

Prevenção

P Manchanda, et.al concluíram que o carcinoma intra-oral de células escamosas relacionado com o tabaco parece estar associado a uma diminuição das células T CD3+ e CD4+ no sangue periférico, bem como a uma regulação diferencial de IL-2 e IL-4 nos subconjuntos de células T CD4+ e CD8+. A resposta de citocinas nestes doentes parece ser desviada do tipo Th1 protetor para o tipo Th2

imunossupressor. Assim, os autores sugeriram uma terapia de imunomodulação adjuvante.[14]
Jia-Sin Yang et al descobriram que a expressão e a função da MMP-2 e da MMP-9 eram reguladas pela Selaginella tamariscina a nível transcricional. A ligação da proteína de ligação ao elemento de resposta cAMP (CREB) e da proteína activadora-1 (AP-1) ao promotor da MMP-2 diminuiu ao nível da dose mais elevada de Selaginella tamariscina. A atividade de ligação do ADN da proteína de especificidade 1 (SP-1) ao promotor da MMP-9 também foi suprimida na mesma concentração. Assim, os autores sugeriram que a Selaginella tamariscina poderia ser um potente agente terapêutico adjuvante na prevenção do cancro oral.[15]
Hongxing Qin et al demonstraram uma expressão mais elevada de IL-10, GM-CSF, TGF-_ e NO sintetase nos tumores, sugerindo que estas moléculas podem desempenhar um papel na imunossupressão e concluíram que a rvv-IL-2 tem potencial como vacina terapêutica para o cancro da cabeça e do pescoço e que poderia ser mais eficaz se a imunossupressão fosse invertida.[16]

Rastreio do carcinoma espinocelular oral

Lei jin et al[17] sugeriram que os SNP do TNF-a podem, individualmente ou, mais provavelmente, em conjunto, afetar a suscetibilidade individual ao CCEO associado ao HPV16, em particular os SCCOP e os que nunca fumaram. Num outro estudo, Yuanqing Ye et al mostraram que os polimorfismos genéticos nos genes da via de controlo do ciclo celular podem contribuir para o risco de OPL.[36]

Takahiro Asakage et al descobriram que os factores de risco independentes significativos para o cancro da boca e da faringe em geral, entre os consumidores moderados a pesados, eram a ALDH21/2 inativa, a ADH1B1/1 menos ativa, o consumo frequente de bebidas alcoólicas fortes sem álcool, o tabagismo e a menor ingestão de vegetais verde-amarelos. [18]Outro estudo japonês demonstrou que este risco estava associado a interações gene-gene significativas entre os polimorfismos ADH2 e ALDH2, bem como a interações gene-ambiente entre estes polimorfismos e o consumo de álcool.[1]

Chien-Hua Peng et al identificaram um total de 85 transcrições associadas a CNV enriquecidas na rede reguladora centrada no MYC, em que vinte e quatro transcrições foram associadas a um risco acrescido de segundas neoplasias primárias, recidiva do tumor e sobrevivência reduzida. Para além do próprio MYC, um novo módulo MYC desregulado desempenha um papel fundamental na carcinogénese do CCEO.[4]

Yang li et al descobriram sete biomarcadores de ARNm relacionados com o cancro que apresentaram uma elevação de pelo menos 3,5 vezes na saliva do CCEO ($p < 0,01$). A utilidade do diagnóstico do transcriptoma salivar é demonstrada com sucesso neste estudo para a deteção do cancro oral.[19]

Cathie Garnis et al descobriram que as alterações genómicas nas displasias de baixo grau que progridem para doença invasiva se assemelham mais às observadas na doença em fases mais avançadas do que às observadas nas displasias de baixo grau que não progridem. Os dados demonstram que a análise genómica de alta resolução pode ser utilizada para avaliar o risco de progressão em OPL de baixo grau.[20]

TERAPIA

O cancro da cabeça e do pescoço é um alvo adequado para a terapia genética porque as lesões primárias e recorrentes são facilmente acessíveis para a injeção ou aplicação do agente. Existem várias estratégias gerais utilizadas numa abordagem de terapia genética do cancro, incluindo: terapia de adição de genes, terapia genética do cancro utilizando vírus oncolíticos, imunoterapia, terapia genética do suicídio, ARN anti-sentido, terapia genética baseada na interferência do ARN (RNAi).[10]

Ivy F.L. Tsui et al demonstraram que o efeito de campo do cancro oral é extremamente dinâmico, com diferentes alterações genéticas presentes em diferentes biópsias dentro de um campo. Este estudo também demonstrou que dois CECs geneticamente não relacionados podiam ser desenvolvidos num espaço de 10 mm na língua lateral direita deste doente. Estes resultados demonstram a importância da implementação de tecnologias ópticas na definição das margens cirúrgicas e apoiam a utilização de tecnologias do genoma completo no diagnóstico de lesões clonais versus lesões independentes da cavidade oral, o que pode ter implicações nas estratégias de tratamento.[21]

Terapia genética utilizando imunoterapia

Um ensaio clínico revelou que tanto a sobrevivência global como a sobrevivência sem progressão dos doentes que receberam RT + UFT + OK-432 eram significativamente mais longas do que as dos doentes que receberam RT + UFT (p = 0,0075 e p = 0,0175, respetivamente). Este é o primeiro relatório que demonstra claramente que a imunoterapia baseada no OK-432 aumentou significativamente os efeitos terapêuticos da quimiorradioterapia em doentes com CCEO, bem como a elucidação do mecanismo do efeito sinérgico da imuno-quimiorradioterapia, em que a 5-FU e a radiação aumentaram a resposta Th1 induzida pelo OK-432, mediada pela inibição da expressão dos genes SOCS1 e SOCS3.[22]

George H. Yoo et al realizaram um ensaio para determinar a viabilidade técnica da terapia genética intra-operatória INGN 201 com quimiorradioterapia pós-operatória. A estimativa da sobrevivência livre de progressão num ano é de 90% (intervalo de confiança de 95%: 56%). Os autores sugerem que a terapia genética intra-operatória INGN 201 com quimiorradioterapia pós-operatória é tecnicamente viável, mas não logisticamente possível quando efectuada num contexto multi-institucional. [23]

Terapia génica com vírus oncolítico

O ONYX-015 é o primeiro vírus geneticamente modificado competente em termos de replicação a demonstrar replicação intratumoral selectiva e necrose em doentes. Um ensaio clínico de fase dois revelou a presença e/ou replicação selectiva de ONYX-015 no tecido tumoral de 7 de 11 doentes submetidos a biopsia nos dias 514, mas não no tecido normal imediatamente adjacente (0 de 11 doentes; $p = 0,01$). A destruição tecidual também foi altamente seletiva; regressão tumoral significativa (>50%) ocorreu em 21% dos pacientes avaliáveis, enquanto não foi demonstrada nenhuma toxicidade para os tecidos peritumorais normais injetados. Os tumores mutantes p53 foram significativamente mais propensos a sofrer necrose induzida por ONYX-015 (7 de 12) do que os tumores do tipo selvagem p53 (0 de 7; $p = 0,017$). Este agente demonstra a promessa de replicação - vírus selectivos como uma nova plataforma terapêutica contra o cancro.[24]

Terapia genética suicida

Um estudo revelou que a molugina induziu a morte celular de uma forma dependente da dose em OSCCs primários e metastáticos. Além disso, a mollugina induziu a ativação de p38, ERK e JNK e a expressão de heme oxigenase-1 (HO-1) e do fator nuclear 2 relacionado com o fator E2 (Nrf2). Este estudo demonstrou a eficácia da molugina como candidata a agente terapêutico em OSCCs através da regulação positiva das vias HO-1 e Nrf2 e da regulação negativa de NF-κB.[25]

Masanao yamamoto descobriu que o inibidor ABCG2 e a combinação dos inibidores ABCG2 e FECH aumentavam a PPIX na presença de soro fetal bovino numa linha celular de cancro oral. Sugeriu-se que a acumulação de PPIX é determinada pelas actividades de ABCG2 e FECH e que o tratamento com uma combinação dos seus inibidores melhorou a eficácia da PDT no cancro oral, especialmente na presença de soro.[26]

Terapia de adição de genes

Yi Li et al verificaram que o p53 exógeno podia ser transduzido com êxito para as células POE-9n através de adenovírus-p53 recombinante. O adenovírus-p53 recombinante podia inibir fortemente a proliferação celular, induzir a apoptose e interromper o ciclo celular na fase G1 das células POE-9n, induzindo a expressão de $^{p21CIP/WAF}$ e diminuindo a expressão de bcl-2. Concluiu-se que as injecções intraepiteliais de adenovírus-p53 humano recombinante eram seguras, viáveis e biologicamente activas para doentes com leucoplasia oral displásica.[27]

Num outro estudo, foi revelado que as proteínas p53 fundidas com 11R (11R-p53) penetravam eficazmente através da membrana plasmática das células cancerosas e se translocavam para o núcleo. As proteínas induziram a atividade do promotor p21/WAF e inibiram a proliferação de células humanas de cancro oral, nas quais o gene p53 estava mutado. Além disso, a 11R-p53 aumentou a indução de apoptose das células dependente de cisplatina. Os autores sugerem que o método de transdução de proteínas pode tornar-se uma terapia promissora contra o cancro.[28]

Terapia combinada com quimioterapia e terapia de adição de genes

Yi Li et al descobriram que a taxa de sobrevivência de doentes com cancro oral em estádio III, mas não em estádio IV, era significativamente mais elevada no grupo I (n = 35; rAd-p53 mais quimioterapia) do que no grupo III (n = 31; placebo rAd-p53 mais quimioterapia) ($p = 0{,}015$, $p = 0{,}200$, respetivamente). Concluiu-se que a infusão intra-arterial de rAd-p53 combinada com quimioterapia aumentou significativamente a taxa de sobrevivência de doentes com cancro oral em estádio III, mas não em estádio IV, em comparação com a quimioterapia intra-arterial. O autor sugeriu que a infusão intra-arterial de rAd-p53 combinada com quimioterapia pode representar um tratamento alternativo promissor para o carcinoma de células escamosas oral.[29]

Terapia genética baseada na interferência do ARN (RNAi)

No seu estudo, Dong Xu et al. descobriram que o vírus adeno-associado recombinante auto-complementar (scAAV) libertava eficazmente o siRNA em células de cancro da mama e oral humanas multirresistentes e suprimia a expressão do gene MDR1. O resultado foi uma redução rápida, profunda e duradoura da expressão do transportador de múltiplos fármacos P-glicoproteína e uma reversão substancial do fenótipo de resistência aos fármacos. Os autores sugeriram que os vectores baseados em scAAV poderiam ser agentes muito eficazes para a entrega eficiente de siRNA terapêutico.[30]

Outras terapias

Um estudo realizado em animais por David k lam et al. demonstrou que a dor crónica do cancro está associada a um aumento das serino-proteases no microambiente do cancro e a uma regulação positiva do PAR2 nos nervos periféricos. Os autores sugeriram que o tratamento da interação PAR2-serina-protease é uma abordagem promissora para o tratamento da dor aguda do cancro e para a prevenção da dor crónica do cancro.[31]

Takashi Shionome et al, num estudo experimental in vitro realizado em 2013, descobriram que os iões Ni2+ inibiam a secreção de IL-8 no CCEO. Os iões Ni2+ podem inibir a translocação nuclear da subunidade p50 do NF-kB. O autor sugeriu que a inibição da atividade do NF-kB pelo ião Ni2+ pode ser uma nova estratégia terapêutica para o tratamento do cancro oral.[32]

Prognóstico

Kwang-Yu Chang et al mostraram que a expressão do EGFRvIII estava correlacionada com a classificação T e o estádio TNM. As análises Kaplan-Meier para a sobrevivência dos doentes e a análise multivariada revelaram que o estado individual de AKT fosforilado e EGFRvIII conduziu a diferenças significativas no resultado da sobrevivência. O EGFRvIII e o AKT fosforilado foram factores de previsão da sobrevivência dos doentes e dos resultados clínicos.[33]

Um estudo revelou que os indivíduos com o alelo TP53 R apresentavam uma maior frequência de mutações somáticas patogénicas do que os indivíduos com o genótipo PP. A análise de Kaplan-Meier indicou que os doentes com o alelo TP53 R com mutações somáticas patogénicas demonstraram uma associação significativa com uma sobrevivência livre de doença inferior à dos outros indivíduos (HR = 1,71; IC 95%, 1,15-2,57; $p = 0{,}009$). As análises de subgrupos mostraram que este fenómeno se limitava aos doentes que receberam radioterapia/quimioterapia adjuvante após a cirurgia. Os resultados indicaram fortemente que as mutações patogénicas do mtDNA eram um potencial marcador de prognóstico para os CCEO. Além disso, as mitocôndrias funcionais podem desempenhar um papel ativo no desenvolvimento do cancro e na resposta do doente à radioterapia/quimio-radioterapia.[34]

Chien-Hua Peng et al identificaram uma assinatura molecular candidata associada a um mau prognóstico em doentes com CCEO, o que poderá, em última análise, facilitar a seleção de estratégias terapêuticas adaptadas ao doente.[4]

A terapia genética do cancro demonstrou ser eficaz nos primeiros ensaios clínicos. À medida que a nossa compreensão do mecanismo molecular do cancro aumenta, é possível explorar estes princípios para atingir seletivamente as células tumorais. A terapia genética está agora a passar dos ensaios de Fase 1 e 2 para o nível seguinte de ensaios de Fase 3 e 4, mas será necessário um tempo considerável e um grande número de doentes para demonstrar a verdadeira eficácia das terapias.[10]
Atualmente, a utilização da técnica de terapia génica alterada por adenovírus com quimioterapia ou imunoterapia parece ser a abordagem mais promissora no tratamento do cancro oral e do pré-cancro. No futuro, a terapia génica pode ser precursora como opção de tratamento definitivo do cancro oral e do pré-cancro, o que pode oferecer uma melhor eficácia em comparação com as terapias actuais, reduzindo a elevada mortalidade associada a estas lesões.[9]

5. CONCLUSÃO

O campo da terapia genética do cancro está a amadurecer rapidamente e fará definitivamente parte da futura terapêutica do cancro. Embora nem todos os ensaios em curso conduzam a um agente terapêutico variável, há uma grande esperança de que estes avanços ajudem a tratar os doentes com cancro sem causar sofrimento e morte. Como demonstrado nesta revisão, entre os pacientes que sofrem de cancro, a terapia genética demonstrou ser eficaz nos primeiros ensaios clínicos. À medida que a nossa compreensão do mecanismo molecular do cancro aumenta, é possível explorar estes princípios para atingir seletivamente as células tumorais.

A terapia genética é uma ferramenta atractiva no tratamento do carcinoma espinocelular oral e do pré-cancro, uma vez que visa apenas as células cancerígenas, podendo, muito em breve, contribuir para um tratamento definitivo dos cancros da cabeça e do pescoço que oferecerá uma grande eficácia em comparação com as terapias actuais e reduzirá significativamente a elevada mortalidade associada a estas lesões.

A terapia genética é suscetível de ser muito eficaz em combinação com regimes clínicos pré-existentes, como a radioterapia, a quimioterapia e a cirurgia. Um grande número de estudos mostra atualmente um grande potencial para combinar a terapia genética com abordagens quimioterapêuticas, imunológicas e radioterapêuticas para matar as células de forma mais eficaz e em maior número.

O estado atual da investigação nas várias áreas da terapia genética para o cancro oral é o seguinte:

Terapia de adição de genes: Estão atualmente em curso vários estudos aleatórios sobre o P53 adenoviral para determinar o seu papel como adjuvante cirúrgico e em combinação com agentes de destruição do ADN. Verificou-se também que o gene P27 inibe o ciclo celular das células tumorais.

Terapia genética do cancro utilizando vírus oncolíticos: O adenovírus é um vírus oncolítico, que pode ser concebido para se replicar seletivamente nas células cancerosas e matá-las por lise. A terapia adenoviral mais notável é a terapia viral ONYX-015.

Imunoterapia: A vacina mais ativa do ponto de vista imunológico exigia geralmente culturas celulares ex vivo dispendiosas e trabalhosas, ao passo que a vacina sem células que

Os novos avanços e o conhecimento preciso dos requisitos para a geração de uma resposta imunitária celular ao antigénio tumoral irão provavelmente proporcionar, num futuro próximo, vacinas poderosas e não individualizadas sem células.

Terapia genética suicida: Um dos principais inconvenientes da terapia genética suicida é a eficiência da transfecção. No entanto, não parece ser necessária uma elevada percentagem de células transfectadas in vivo devido à capacidade de as células tumorais transfectadas induzirem a morte celular nas células transfectadas vizinhas (efeito bystander).

ARN anti-sentido: A utilização convencional desta técnica é limitada pela dificuldade de introduzir uma quantidade suficiente de moléculas anti-sentido para inibir o crescimento do tumor. Para ultrapassar este inconveniente, estão a ser utilizados promotores potentes. Está em curso um estudo de fase 1 em doentes com cancro oral avançado para determinar

a segurança e o efeito biológico da terapia genética antisense do recetor do fator de crescimento epidérmico intratumoral mediada por lipossomas. Os resultados foram positivos, mostrando uma baixa toxicidade e uma elevada eficácia.

As vantagens da terapia genética incluem a capacidade de substituir um gene defeituoso, a redução do custo de várias terapias e a melhoria do estilo de vida do doente durante um período mais longo.

As desvantagens da terapia génica incluem: múltiplas rondas de terapia génica, uma vez que algumas células impedem a terapia génica; o sistema imunitário do hospedeiro e a sua resposta podem reduzir a eficácia da terapia génica; os vectores virais podem apresentar problemas tóxicos, imunitários e inflamatórios. No tratamento do cancro oral e do pré-cancro, a técnica de terapia genética alterada por adenovírus, associada à quimioterapia ou à imunoterapia, parece ser a abordagem mais promissora.

BIBILOGRAFIA

1. Hiraki A, Matsuo K, Wakai K, Suzuki T, Hasegawa Y, Tajima K. Interações gene-gene e gene-ambiente entre o hábito de beber álcool e polimorfismos em genes de enzimas metabolizadoras do álcool e o risco de cancro da cabeça e pescoço no Japão. Cancer Sci.2007 Jul; 98(7): 1087-91.
2. Galbiatti AL, Padovani-Junior JA, Maniglia JV, Rodrigues CD, Pavarino ÉC, Goloni-Bertollo EM. Câncer de cabeça e pescoço: causas, prevenção e tratamento. Braz J Otorhinolaryngol. 2013 Mar-Abr; 79(2):239-47.
3. Schantz SP, Yu GP. Head and neck cancer incidence trends in young Americans, 19731997, with a special analysis for tongue cancer. Arch Otolaryngol Head Neck Surg. 2002 Mar;128(3):268-74
4. Peng CH, Liao CT, Peng SC, Chen YJ, Cheng AJ, Juang JL, et.al. A Novel Molecular Signature Identified by Systems Genetics Approach Predicts Prognosis in Oral Squamous Cell Carcinoma. PLoS One. 2011;6(8):e23452.
5. Sharma JD, Barman D, Sarma MK, Sharma A, Kalita M, Kataki AC, et.al. Carga dos cancros da cabeça e do pescoço no registo de cancros do distrito urbano de Kamrup em Assam, Índia: um estudo retrospetivo. Int J Res Med Sci. 2014; 2(4): 1382-87
6. Grimm M, Cetindis M, Lehmann M, Biegner T, Munz A, Teriete P, et.al. Association of cancer metabolism-related proteins with oral carcinogenesis - indications for chemoprevention and metabolic sensitizing of oral squamous cell carcinoma. J Transl Med. 2014 Jul 21; 12:208.
7. Anbo N, Ogi K, Sogabe Y, Shimanishi M, Kaneko T, Dehari H, Miyazaki A, et.al. Supressão de NF-KB/p65 inibe a proliferação de células de cancro escamoso oral. JCT. 2013; 4 (4) : 891-97
8. Zygogianni AG, Kyrgias G, Karakitsos P, Psyrri A, Kouvaris J, Kelekis N, et.al. Oral squamous cell cancer: early detection and the role of alcohol and smoking (Cancro oral de células escamosas: deteção precoce e o papel do álcool e do tabaco). Head Neck Oncol. 2011 Jan 6; 3:2.
9. Kumar MS, Masthan KM, Babu NA, Dash KC. Terapia genética no cancro oral: A Review. J Clin Diagn Res. 2013 Jun; 7(6):1261-3.
10. Bali A, Bali D, Sharma A. An overview of gene therapy in head and neck cancer (Uma visão geral da terapia genética no cancro da cabeça e do pescoço). Indian J Hum Genet. 2013 Jul;19(3):282-90
11. Pal GP,Mahato NK.genetics in dentistry.bangalore:Jaypee brothers; 2010 .p.156-68

12. Diamandopoulos GT. O cancro: Uma perspetiva histórica. Anticancer Res. 1996 Jul-Ago;16(4A):1595-602
13. Rajkumar T. Growth factors and growth fator receptors in cancer (Factores de crescimento e receptores de factores de crescimento no cancro). Current Science. 2001; 81(5): 535-41
14. Manchanda P, Sharma SC, Das SN. Differential regulation of IL-2 and IL-4 in patients with tobacco-related oral squamous cell carcinoma. Oral Dis. 2006 Sep;12(5):455-62
15. Yang JS, Lin CW, Hsin CH, Hsieh MJ, Chang YC. Selaginella tamariscina atenua a metástase através das vias Akt em células de cancro oral. PLoS One. 2013 Jun 14; 8(6):e68035.
16. Qin H, Valentino J, Manna S, Tripathi PK, Bhattacharya-Chatterjee M, Foon KA, et.al. Gene Therapy for Head and Neck Cancer Using Vaccinia Virus Expressing IL-2 in a Murine Model, with Evidence of Immune Suppression. Mol Ther. 2001 Dec; 4(6):551-8.
17. Jin L, Sturgis EM, Zhang Y, Huang Z, Song X, Li C, et.al. Association of tumor necrosis fator-alpha promoter variants with risk of HPV-associated oral squamous cell carcinoma. Mol Cancer. 2013 Jul 19; 12:80.
18. Asakage T, Yokoyama A, Haneda T, Yamazaki M, Muto M, Yokoyama T, et . al. Polimorfismos genéticos das desidrogenases do álcool e dos aldeídos, e consumo de álcool, tabaco e dieta em homens japoneses com carcinoma espinocelular da boca e da faringe. 2007 Apr; 28(4):865-74.
19. Li Y, St John MA, Zhou X, Kim Y, Sinha U, Jordan RC, et al. Salivary Transcriptome Diagnostics for Oral Cancer Detection. Clin Cancer Res. 2004 Dec 15;10(24):8442-50.
20. Garnis C, Chari R, Buys TP, Zhang L, Ng RT, Rosin MP, et.al.Genomic imbalances in precancerous tissues signal oral cancer risk. Mol Cancer. 2009 Jul 23; 8:50.
21. Tsui IF, Garnis C, Poh CF. Um campo dinâmico de cancro oral: desvendar a biologia subjacente e as suas implicações clínicas. Am J Surg Pathol. 2009 Nov;33(11):1732-8.
22. Tano T, Okamoto M, Kan S, Bando T, Goda H, Nakashiro K,et. al. Immunochemoradiotherapy for Patients with Oral Squamous Cell Carcinoma: Augmentation of OK-432-Induced Helper T Cell 1 Response by 5-FU and X-ray Irradiation. Neoplasia. 2013 Jul; 15(7):805-14.
23. Yoo GH, Moon J, Leblanc M, Lonardo F, Urba S, Kim H, et.al, Um ensaio de fase II de cirurgia com terapia genética perioperatória INGN 201 (Ad5CMV-p53) seguida de quimiorradioterapia para carcinoma de células escamosas avançado e ressecável da cavidade oral, orofaringe, hipofaringe e laringe: Relatório do Grupo de Oncologia do Sudoeste. Arch Otolaryngol Head Neck Surg. 2009 Sep;135(9):869-74.
24. Nemunaitis J, Ganly I, Khuri F, Arseneau J, Kuhn J, McCarty, et al. Replicação selectiva e oncólise em tumores mutantes p53 com ONYX-015, um adenovírus com supressão do gene

E1B-55kD, em doentes com cancro avançado da cabeça e do pescoço: A Phase II Trial. Cancer Res. 2000 Nov 15; 60(22):6359-66.

25. Lee YM, Auh QS, Lee DW, Kim JY, Jung HJ, Lee SH, et.al. Envolvimento da Upregulação Mediada por Nrf2 da Heme Oxygenase-1 na Inibição do Crescimento e Apoptose Induzida por Mollugin em Células de Câncer Oral Humano. Biomed Res Int. 2013; 2013:210604.

26. Yamamoto M, Fujita H, Katase N, Inoue K, Nagatsuka H, Utsumi K,et.al.Melhoria da eficácia do tratamento fotodinâmico mediado pelo ácido 5 -amino levulínico no carcinoma oral de células escamosas humano. Ata Med Okayama. 2013;67(3):153-64.

27. Li Y, Li LJ, Zhang ST, Wang LJ, Zhang Z, Gao N, et.al. Estudos clínicos e in vitro de terapia genética com adenovírus humano recombinante - injeção de p53 para leucoplasia oral. Clin Cancer Res. 2009 Nov 1; 15(21):6724-31.

28. Takenobu T, Tomizawa K, Matsushita M, Li ST, Moriwaki A, Lu YF, et .al. Desenvolvimento da terapia de transdução da proteína p53 utilizando péptidos permeáveis à membrana e a aplicação a células de cancro oral. Mol Cancer Ther. 2002 Oct; 1(12):1043-49.

29. Li Y, Li LJ, Wang LJ, Zhang Z, Gao N, Liang CY, Huang YD. Infusão intra-arterial selectiva de rAd-p53 com quimioterapia para cancro oral avançado: um ensaio clínico aleatório. BMC Med. 2014 Jan 30; 12(16):1-12.

30. Xu D, McCarty D, Fernandes A, Fisher M, Samulski RJ, Juliano RL. Entrega de MDR1 Small Interfering RNA por Vetor de Vírus Adeno-Associado Recombinante Auto-Complementar. Mol Ther. 2005 Apr; 11(4):523-30.

31. Lam DK, Dang D, Zhang J, Dolan JC, Schmidt BL. Novos modelos animais de dor aguda e crónica do cancro: um papel fundamental para o PAR2. J Neurosci. 2012 Oct 10;32(41):14178-83

32. Shionome T, Endo S, Omagari D, Asano M, Toyoma H, Ishigami T, et.al. Nickel Ion Inhibits Nuclear Fator-Kappa B Activity in Human Oral Squamous Cell Carcinoma. PLoS One. 2013 Jul 3; 8(7):e68257.

33. Chang KY, Tsai SY, Chen SH, Tsou HH, Yen CJ, Liu KJ, et.al. A dissecação da via EGFR-PI3K-AKT no cancro oral realça o papel da variante III do EGFR e a sua relevância clínica. J Biomed Sci. 2013 Jun 27; 20:43.

34. Lai CH, Huang SF, Liao CT, Chen IH, Wang HM, Hsieh LL. Significado Clínico no Carcinoma de Células Escamosas da Cavidade Oral de Mutações Mitocondriais Somáticas Patogénicas. PLoS One. 2013 Jun 14;8(6):e65578.

35. Jones SJ, Laskin J, Li YY, Griffith OL, An J, Bilenky M, et.al. Evolução de um adenocarcinoma em resposta à seleção por inibidores de cinase específicos. Genome Biol. 2010; 11(8):R82.

36. Ye Y, Lippman SM, Lee JJ, Chen M, Frazier ML, Spitz MR, et .al. Genetic Variations in Cell-Cycle Pathway and the Risk of Oral Premalignant Lesions (Variações genéticas na via do ciclo celular e o risco de lesões orais pré-malignas). Cancer. 2008 Nov 1;113(9):2488-95.

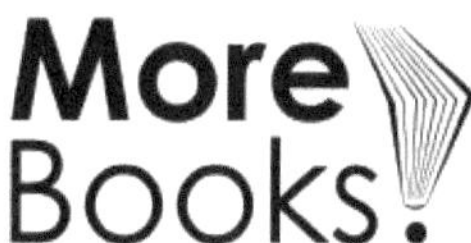

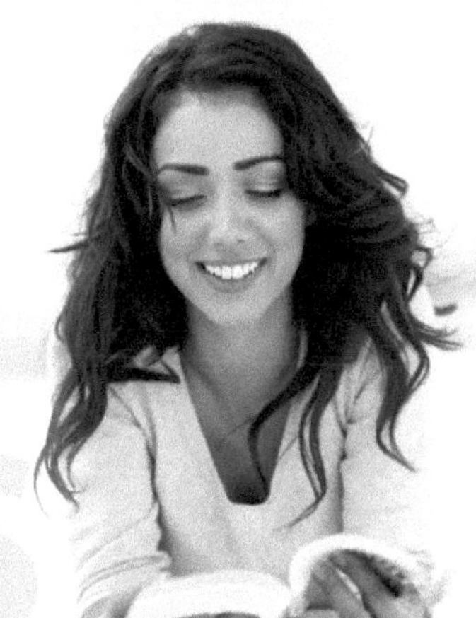

yes

I want morebooks!

Buy your books fast and straightforward online - at one of world's fastest growing online book stores! Environmentally sound due to Print-on-Demand technologies.

Buy your books online at
www.morebooks.shop

Compre os seus livros mais rápido e diretamente na internet, em uma das livrarias on-line com o maior crescimento no mundo! Produção que protege o meio ambiente através das tecnologias de impressão sob demanda.

Compre os seus livros on-line em
www.morebooks.shop

info@omniscriptum.com
www.omniscriptum.com

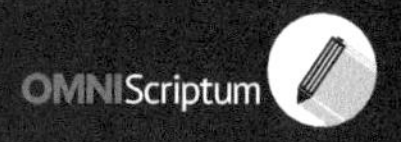

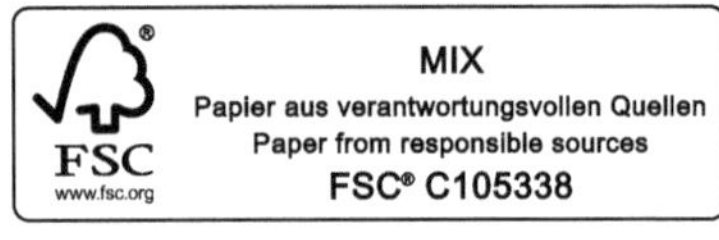

Printed by Books on Demand GmbH, Norderstedt / Germany